Haitian Creole (Kreyol)-English Pocket Medical Translator

A publication of the

International Medical Volunteers Association

Boston, Massachusetts

This book is the result of a collaborative, charitable effort between many individuals in the U.S.A. and in Haiti. It is intended to help english speaking health care providers render medical assistance to kreyol speaking people wherever the need exists.

Published by:

International Medical Volunteers Association
P.O. Box 205
Woodville, MA 02184-0205
USA
Tel: (508) HELPERS (508) 435-7377

Printed in the United States of America

ISBN 0-9649425-1-8

Table of Contents

ABOUT THE INTERNATIONAL MEDICAL VOLUNTEERS ASSOCIATION

The IMVA is a nonprofit organization whose mission is to promote, facilitate and support medical volunteerism through education and information exchange. The IMVA also serves as a forum for cooperation of individuals, missionaries and organizations of different religions and ideologies to work together toward improvement of health. In addition we assist would-be volunteers to find the organizations that need their help. For more information about the IMVA, IMVA membership or publications contact the:

International Medical Volunteers Association
P.O. Box 205
Woodville, MA 02184-0205
USA
Tel: (508) HELPERS (508) 435-7377

To order a copy of this book:

Send your name, mailing address and $ 10 (US) (check or money order payable to IMVA) to:

Kreyol Medical Translator
International Medical Volunteers Association
P.O. Box 205
Woodville, MA 02184 USA

Authors

Marcus Harding, M.D.

Donna Marie Staton, M.D.

Carolyn Veit, R.N., M.P.H.

Editor

Christopher Harding, Ph.D.

Assistant Editor

Anthony Berner, M.D.

Contributors

Joe Berner - Cover illustration.

The staff of **Hospice Ste. Joseph** (Port-Au-Prince) - Text review.

The staff of the **Haitian American Public Health Initiative** (Boston) - Text review.

Tom Plain - Book production advice.

Pierre Roy, M.D. (Port-Au-Prince) - Text review.

Kreyol Basics

First person	I - **mwen**	we - **nou**
Second person	you - **ou**	you (plu) - **nou**
Third person	he, she, it - **li**	they - **yo**

Kreyol verbs always maintain the infinitive form.
Negative form : add **pa** before verb
Past tense : **te** before the verb.
Future tense : put **a** or **ap** before the verb.
Comparative adj. (--er, more --): add **pi** before word. e.g. big = gwo   bigger = pi gwo
Superlative adj.(-est, most --): add **pase** before word. e.g. big = gwo   biggest = pase gwo

Definite article: The = **a, an, nan, la, lan** or **yo**
Indefinite articles: an, a = **on, yon**

Pronunciation:
a sounds like ah
e at the end of a word sounds like ay
e in the middle of a word sounds like eh
i sounds like ee (as in "see")
o often sounds like oh
ou sounds like oo in "zoo"

Family - fanmi

father - papa
mother - manman
brother - fre
sister - se
husband - mari
wife - madann
child - pitit, timoun
uncle - tonton
aunt - tant
male cousin - kouzen
female cousin - kouzin
grandfather - granpe
grandma - grame, grann
grandchildren - pititpitit
boy/girlfriend - mennaj
friend - zanmi, ami
male neighbor - vwazen
female neighbor -vwazin

Hello - alo *Good day* - bonjou
Good afternoon - bonswa
My name is... - M'rele...
What is your name? - kijan ou rele?
What is your birthdate? - ki dat ou fet?
What time is it? - ki lel ye?
I am a (doctor/nurse) - M'se (dokte/enfimye)
I come from.... - Mwen soti an ....
Speak slowly please. - Pale dousman silvouple.
Answer yes or no please. - Reponn wi ou no silvouple.

what, which - kisa
when - kile, kilo
where - kikote, kibo
who, whom - kimoun, kiyes
why, why not? - pou kisa?
how - kouman, kijan
how much, how many - kombyen

Please - silvouple, tanpri
Thank you - mesi *You are welcome* - padekwa
Thank you very much - mesi anpil

MEDICAL HISTORY

(See also Diagnosis section for past medical history)

Do you have pain in your ...? - Eske ... ou ap fe ou mal ?
What is the trouble ? - Eske ki sa ou genyen ?
What pains you? - Eske ki doule nan ?
Do you take medicine for ...? - Eske ou pran medikaman pou ....?

Are you taking medicines now? - Eske ou pran remed konia?

When was your last period? - Ki dat ou te fe denye reg la?

Do you have vaginal discharge? - Eske ou gen pet blanch?; Eske ou gen dlo nan kilot ou?

How many children do you have? - Konbien pitit ou gen?

I have... - M'gen... *I've lost...* - M'pedu....

I'm sick - M'malad

I don't feel well - M'pa santi byin

I have (fever) -	M'gen (fiev)
(cough) -	(tous)
(pain) -	(doule)
(a cold) -	(grip)
(sores) -	(bouton)
(*diarrhea)* -	(dyare)
(headache) -	(mal tet)
(*vertigo)* -	(vertij)
(*bad blood*) -	(move sanq)

Where does it hurt? - Ki kote lap fe mal?

Here - ici, icit *Under my heart* - Anba ke

How long have you had this pain? - Depi ki le ou te gen doule sa?

Since ... days (Depi ... jou)
weeks (....semen)
months (...mwa)

How long have you felt ill? (Depi ki le ou santi ou malad?) *I don't remember* - (M'pa sonje)

How many times a day do you have_? - Konbien fwa pa jou ou gen ———-?

All the time - (tout tan) *Many times* - (plusie fwa)

Do you get up at night to urinate? Eske ou leve nan nuit pou pipi?

How many times? - Konbien fwa?

Do you have sputum? - Eske ou gen crache? *What color is it?* - Ki koule li ye? *clear* - clair; *yellow* - jaune; *white* - blanc; *green* - vert

Is this the first time you've had this? -
Eske sa se primie fwa ou gen sa?

Do you have pain after you eat?
Eske ou gen doule apre ou fin manje?

Do you have ...? - Eske ou genyen ....

abdominal pain - vant fe mal
abdominal bloating - vant anfle
allergy - aleji
belch *(n)* - rann gaz, (gaz ki soti nan bouch), degobye
black stool - kaka nwa, wate nwa
bleeding - senyan

bleeding tendency - tandans senyan
bloody stool - kaka kouvri ak san, wate san
bloody urine - pipi rouj, pipi ak san, pipi san
bruise - metri
bruising tendency - tandans metri
bump - bos, mass
burping - degobye
buzz *(in ears)* - tande ti bri nan zorey
chill *(n)* - frisson, cho-fret, fredi
chest pain - doule anba ke, estomak fe mal
choke - sivoke
cold (*illness)* - grip, rim
colic - kolik
collapse *(v)* - indispose, anfale, kofre, vide
consciousness - konnesans
  (lose) - pedi konnesans
  (regain) - revini, reveye
congestion *(lungs)* - konjesyon nan poumon
  (nasal) - nen bouche, konjesyon nan nen
constipation - konstipasyon
cough *(n)* - tous, latous
cranky - chimerik
cross-eyed - je vewon
crying - krie
dandruff - kap, kal
daze, dazed *(v)* - toudi
deaf - soud
depressed - decourage
diarrhea - dyaro
dizziness - vetij, tet vire, toudisman
drainage - drenaj
drink - bwe
drool *(v)* - bave
dysmenorrhea - doule ak reg
dysphagia - mal pou vale, doule le wap vale
dyspnea - souf kout, soufle an le

dysuria - pipi boule, doule le wap fe pipi, kannal boule
eat - manje
epistaxis (nosebleed) - nen senyen
exhaustion - kokraz, bouke
fainting spell - endispozisyon
fatigue *(n)* - fatig, feb
feel - santi
feeling - santiman
fever - lafyev
fluid *(adj)* - likid
frequency (urinary) - irinen souvamman, pipi touttan, pipi anpil
fussy (irritable) - rechiyan
gummy (eyelids) - je drandran, je kole
headache - mal tet, tet fe mal
hearing problems - pwoblem nan tande
heartburn - acid, doule anba ke, suffre gaz, zegre, sufri
hemoptysis - crache sang, flem ak san
hiccough, hiccups- oket, woket
hoarse - anwe
hunger - grangou
hurt *(v)* - blese, fe mal
ill - malad
illness - maladi
improvement - alemye
indigestion - suffre gaz, acid, gonfleman, endijesyon
injury - blese, domage
irritable - rechiyan
itch *(n)* - gratel, pikotman, demanjeson
jaundice - lajonis, lajonnis
knock out - degrennen, blayi
last menstrual period - reg denye
(What date?) - ki dat fe ? ki dat denye reg ?

lethargic - manfouben, feb
limping - bwete, brete
lump - boul
menstruation - reg, peryod, mwa, kwasans, ti woz
migraine - mal tet, tet fe mal
miscarriage - avortment, pedi bebe, foskouch
movement - mouvman
nausea - nause
neck - (*stiff*) kou red, zekourel
nervousness - agite, ne
nosebleed - nen senyen
numb - angoudi
pain *(n)* - doule
pale - pal, blanch, blem
palpitation - palpitasyon, batman ke
panic - panik
paralyze - paralize
pass out - pedi konesans
penile discharge - bay pij nan parti, ekoulement
phlegm - flem, gle, crachet
polydypsia - bwe touttan, bwe anpil
polyuria - irine touttan, pipi souvan
pounding - bate
pressure - presyon
pus - pi, postim
rash - lota, gratel; *(heat rash)* - chofi
reddened - woze
relief - soulajman
relieve *(v)* - soulaje
respiratory problem - suffre souf
seizure - criz, atak
shiver *(n)* - frison; *(v)* - tranble
smell *(n)* - ode, sant
snot (mucus) - kaka nen, larim, tat nen
sore *(n)* - bibi, bobo, tiblesi
sore throat - goj fe mal, anwe
sneezing - estenen

sweat - sue, swe
swelling - anflamasyon, louk
swollen - anfle
tears (crying) - dlo ze
teething - fe dan
tender - bay doule le touche
throat (sore throat) - mal goj
throb - lanse, bat
throw up - rejite, vonmi, vomi
tight, tighten - sere
tingling - pikotman
tinnitus - tande bri nan zorey
tiredness - fatig
trembling - latranblad, tranbleman
uncomfortable - jennen
vaginal discharge - pet blanch
vaginal bleeding - san nan boubon, san nan pati fi
vertiginous - bayvetij, vetij
vertigo - vetij, tetvire
vision - vizyon; *(double)* - vizyon doub;
(blurred) - vizyon tache; *(spots)* - vizyon ak tach
vomit *(n)* - vomi
(v) - vonmi, rejite, rechte
vomiting - vomisman, rejetman
waddle - mache-balanse
warmth - chale
wart - veri
water, watery *(n)* - dlo
weak - feb
weight loss - pedi pwa
well (*not sick*) - byen
wet - mouye
worm - ver, ve; *(pass worms)* - rann ve
(vomit worms) - jete ve

ANATOMY

abdomen - bavant, anbativant, anbavant
ankle - je pye
anus - tchou, twou deye
appendix - apendis
arm - bra, bwa
armpit - zesel, anbabra
artery - (no specific word in Kreyol) may use kannal san to indicate blood vessel
back *(n)* - do
backbone - rel do, chinin do
biceps - bisep, bibi
bladder - blad pise, vesi, sak pipi
body - ko
bone - zo
brain - sevel, sevo, brenn
breast - tete, sen
bronchus - bwonch
buttocks - deye, fes, bouda (vulgar)
cervix - bouch matris
chest - pwatrin
chin - manton
clitoris - klitoris, krek, langet
collarbone - salye
cord - kod; *(umbilical)* - kod lonbrit, lonbrit
crotch - fouk
ear - zorey; (*outer*) - fey zorey
earwax - kaka zorey, tata zorey
elbow - koud
entrails - trip, zantray
eye - je, zye
eyebrow - sousi
eyelash - pwal je
eyelid - popye, po je
face *(n)* - figi
fallopian tube - twonp

fat *(n)* - gres
finger *(n)* - dwet
flesh *(n)* - che, vyann
foot - pye
forehead - fon, fwon
foreskin - kach
gallbladder - fyel
genitals - pati sexuel, bagay, pati superior
gums - jansiv
hair(*scalp*) - cheve, chive,(*body*) - pwal, pwel, plim
hand - men
head - tet, kaboch, kabes
heart - ke, lestomak
heel - talon
hernia - eni; *(strangulated)* - eni trangle
hip - ranch
incisor - dan devan
index finger - dwet jouda
intestines - boyo, trip, afiba
jaw - machwe, machwa
kidney - ren
knee - jenou, jounou, kakon
labia majora - gwo rebo; minora - ti rebo
leg - janm
lips - lev, po bouch
liver - fwa
molar - dan pilon, dan deye
mouth - bouch
muscle - misk, che
nail - zong
naris - tou nen
navel - lonbrik, lonbrit
ncck - kou
nerve - ne
nipple (*breast)* - bouton tete, pwont tete
nose - nen, zel nen
ovary - ove

palm (of hand) - pla men
pancreas - pankre, pankreas
penis - pijon, parti gason, kok, zozo (*slang*: koulout)(*of small boy* - pipich)
pharynx - andedan-goj
prostate - gland pwostat
rectum - rektom, twou deye
rib - kot, zokot
scalp - po tet
scapula - eskapile
scrotum - sak grenn
shoulder - zepol, epol
sinus - sinis
skeleton - zosman
skin - po
skull - bwatet, zo tet
sole (*foot*) - planpye
sperm - dechay, jem
spine - rel do, chinen-do
spit *(n)* - krache
spleen - rat
sternum - bisket
stomach *(n)* - lestomak, vant
stump (*of extremity*) - bout
testicles - grenn
thigh - kwis
thorax - kof lestonmak
throat - goj, gagann
thumb - pous, gwo dwet
tibia - zo-janm
toe - zotey; *(big toe)*- tet zotey
toenail - zongzotey
tongue - lang, langet
tonsil - amigdal
tooth - dan
triceps - trisep, misk deye ponyet

umbilical cord - kod lonbrit, nonbrit
underarm - anbabra, zesel
ureter - kannal marasa
urethra - kannal pipi
urine - irin, pipi
uterus - matris, lanme
uvula - lalwet
vagina - pati fi, bouboun, koko, vajen
valve - valv
vein - venn
ventricle - vantrikil
vertebra - veteb
vocal chord - kod vocal
vulva - koko, bobot
waist - senti, tay
womb - matris, grenn vant

DENTAL

abscess - abse
anesthetize - andomi
appointment - randevou
assistance - asistans
assistant - asistan
avoid - envite, evite, dezenvite
basin - kivet
bicarbonate - bikabonnak
bite *(n)* - kout dan
bite (bitten) *(v)* - mode
blood - san
bleed - senyen
bone - zo
breath - alen, souf
brush *(v)* - bwose
cap - *(n)* bouchon, kasket
cavity - dan-pik

chancre - chank
chew *(v)* - mache, kraze
chip off - dekale
clamp *(n)* - pres; *(v)* - brade
clean *(adj)* - pwop, net
clean *(v)* - netwaye, netye
cleaning - pwopte
clot, clotted *(v)* - kaye
cotton - koton
decay *(v)* - dekonpoze; (*tooth)* - pike
deep - fon
dentist - dantis, docte dan
dental chart - chat-dan
denture - danti
exam - egzamen
examine - ekzaminen
feeling (sensation) - sensayon
fever - lafyev, lafyeb, fyeb
filling - plombe
fill *(v)* - plen, foul, ranpli; fill up - konble
fracture - fractire, kase
frequently - souvan, frekamman
gauze - twal gaz
glove - gan
grind (teeth) - manje dan
gum - jansiv
hurt *(adj)* - blese, bobo; *(v)* - blese, fe mal
hydrogen peroxide - dlo oksijene
hygiene - ijyen, lijyen
incisor - dan devan
infect *or* infected - enfekte
infection - enfeksyon
inflammation - anflamasyon
injection (*medica*l) - piki
injure - blese, estwopye
injury - blese, aksidan, domage
instrument - enstriman

jaw - machwe, machwa
loose - lach
lump - boul
molar - dan pilon
mouth - bouch
needle - egui, egwi, zegui
nerve - ne
open *(v)* - ouve, ouvri
open wide - baye
operate on - opere nan
operation - operasyon
pain *(n)* - doule
painful - penib, douloure
painkiller - kalman, renmed pou doule
painless - san-pen, san-doule
patient - youn malad
penicillin - penisilin
pull *(v)* - rale
recline - poze
shot - (injection) piki
spit *(n/v)* - krache
sugar - sik
swelling - anflamasyon, louk
swollen - anfle; *(become less swollen)* - dezanfle
syringe - sereng
teething - fe dan
tender - tann, mou
tenderness - tandres
tongue - lang, langet; (*stick out one's)* - fe bekeke
tooth - dan
tooth stump - chouk dan
toothbrush - bwosadan, bwosdan
toothpaste - patdantifis, kolgat
topical - topik, remed pou mete sou po
which one - kiles

ORTHOPEDICS

a.m. - dimaten
adhesive tape - adezif
administer (give) - bay, pase
anesthetize - andomi
appointment - randevou
arm - bra, bwa
assist *(v)* - asiste
assistance - asistans
assistant - asistan
back *(n)* - do
backbone - rel do, chinin do
bandage - *(n)* pansman, banday; *(v)* bande, panse
bend *(v)* - koube, pliye
biceps - bisep, bibi
bone - zo
bunion - zoboy
cotton - koton
crutch - beki
dry *(adj)* - chech, sech
each - chak
each time - chakfwa
elbow - koud
exam (medical) - konsiltasyon
examine *(a patient)* - konsilte
fracture - kase, fractire
glove - gan
hip - ranch
ice *(n)* - glas
instep - wos
left-handed - goche
limp *(v)* - bwete, bwate, gondole
limping - brete, bwete
movement - mouvman
muscle - misk

neck - kou
operate on - opere su
operation - operasyon
plaster - motye
rheumatism - rimatis
rib - kot, zokot
rickets - rachitizm
right-handed - dwatye
saw *(n)* - si, legoin
scapula - eskapile
scissors - sizo
sensitive - sansib
sprain *(n)* - antos, antoch;*(v)* - foule
swell - anfle
swelling - anflamasyon, louk
swollen - anfle
thigh - kwis
throb - lanse, bat
thumb - pous
tight, tighten - sere
tingling - pikotman
treatable - tretab
treatment - tretman, swen
triceps - trisep, misk deye ponyet
twist, twisted *(v)* - tode, vire
twisted (misshapen) - mafwezi
unwrap - devlope
vertebra - veteb
vertebral - vetebral
walk *(v)* - mache
ward (surgical) - chiriji
warm *(v)* - chofe
water, watery *(n)* - dlo
wet - mouye
wound *(v)* - blese
wrist - ponyet
x-ray - radyografye, fe foto pati nan ko

PEDIATRICS

administer (give) - bay
afraid - pe
age - *(n)* laj
appetite - apeti
appointment - randevou;
(make an appt) fe randevou
assistance - asistans
assistant - asistan
avoid - envite, evite, dezenvite
baby - tibebe, titit
baby bottle - bibon, bibwon
bed - kabann *(go to bed)* - kouche
bedwetter - pisannit
birth - nesans
birthmark - anvi
blood - san; (*draw blood*) - pran san
born - fet, ne
bottle - boutey
breast - tete, sen
breathe - respire
bump head - konkonm
burp *(n)* - rapo; *(v)* rann gaz, degobye
calm - kalme
care (good care) - swenyay
(*take care of*) - okipe, gade, pran swen
careful (*be careful*) - veye, veye ko, fe atansyon
carry - pote, pot, bwote
change *(v)* - chanje
check (verify) - tcheke, kontwole
child - timoun, pitit
my child (*daughter*) - mafi, ti fi mwen
(*son*) - monfi, ti gason mwen
choke - sivoke
clean *(adj)* - pwop, net ; *(v)* - netwaye, netye
cleanliness - pwopte

clothes, clothing - rad
cold (illness) - grip, rim
colic - kolik
color - koule
come - vini
come back - rantre, retounen
comfortable - alez
complain - plenyen, wouspete, babye
complaint - plent
constipation - konstipasyon
contagious - atrapan
cord - kod; (*umbilical)* - kod lonbrit, lonbrit
cotton - koton
cough *(n)* - tous, latous; *(v)* - touse
cover *(n)* - kouveti;*(v)* - kouvri
cranky - chimerik
cross-eyed - je vewon
crotch - fouk
cry *(n)* - rel, kri ,*(v)* - kriye, rele
cure *(v)* - geri
dangerous - danjere
daughter - pitit-fi; (*in-law*) - belfi
day - jou; *(next)* - demen
day care center - krech
daytime - lajounen
dehydrated - ko sech
develop (grow) - develope
diaper - kouchet
diarrhea - dyare, kakarel, tchouloulout, vant kouri, vant mennen, vant pase
diet *(n)* - rejim, dyet
dilute - deleye, koupe
diphtheria - difteri
dlscuss - diskite
disease - maladi
dissolve - disoud
dosage, dose - doz

drool *(v)* - bave
drop (*liquid)* - gout
dropper - kontgout
dry *(adj)* - chech, sech
dysentery - kolerin, kolorin
each - chak
each time - chakfwa
ear - zorey; *(outer)* - fey zorey
earwax - kaka zorey
eat, eaten - manje
eczema - egzema, pyesanti
enrich, enriched - anrichi
epidemic - epidemi
every - chak, tou le
exam (medical) - konsiltasyon
examine *(a patient)* - konsilte
excrement - matye fekal, wate
fall *(n)* - so, *(v)* - tonbe
family - lafanmi, fanmi
feces - poupou, wate, kaka
fever - lafyev, lafyeb; (*with chills*) - lafyev frison
(*yellow*) - lafyev jon, lajonis
fill *(v)* - plen, foul, ranpli; fill up - konble
fluid *(adj)* - likid
frequently - souvan
fussy (irritable) - rechiyan
gait - mach
gently - dousman
get - pran; (*find*) - twouve
get up - leve
girl - tifi, madmwazel, kome
give - bay , ba, ban, sede; (*a lot)* - plen bol
glove - gan
grandchild - pitit-pitit
habit *(bad*) - mani
half - demi, mwatye

happy - kontan, erez
hard - di
he, his - li, l'
health - sante, lasante
healthy - an sante, gaya, vanyan
hold *(v)* - kenbe; (*in place*) - kore
hurt *(adj)* - blese, bobo;*(v)* - blese, fe mal
infect or infected - enfekte
infection - enfeksyon
injection (medical) - piki
insect - tibet; (*flying*) - sizo
(*small*) - kokorat; (*mosquito*) - moustik
irritable - rechiyan
itch *(n)* - gratel, pikotman
jaundice - lajonis, lajonnis
juice -ji, dlo
keep - gade, kenbe (*hold on to*)
lead (Pb) - plon
learn - aprann
length - longe
lethargic - manfouben
limp *(v)* - bwete, bwate, gondole
limping - brete, bwete
listless - molas
little - ti, piti
lotion - krem
lukewarm - tyed
measles - lawoujol, saranpyon
measure - mezire, mouye
medicine - medikaman, medsin, remed
moisten - mikte
month - mwa, mwad
more - plis, pi
mother - manman; *(new)* - ti nouris
(*nursing*) - nouris; *(in law)* - belme
mumps - mal mouton

naked - ni, toutouni, touni
nap - asoupi; (*take a*) kabicha
navel - lonbrik, lonbrit
necessary - bezwe, nesese; (*it is n.)* - fok fe, fo fe
neck (stiff)- zekourel
need *(n/v)* - bezwen; *(v)* mande
needle - egui, egwi, zegui
nipple (*breast)* - bouton tete; (*bottle)* - tetin
normal - nomal, lejitim
nourishing - nourisan
nurse *(n)* - enfimye, mis; *(v)* - bay tete;
(*wet)* - nouris
nursey school - jaden danfan
nursery (day) - krech
nutritious - fotifyan
ointment - pomad, longan
okay - oke, dako
open - ouve, louvri, ouvri, baye
(*unsealed)* - dekacht
open *(v)* - ouve, ouvri
pacifier - sison, tetin, souset
pain *(n)* - doule
painful - penib, douloure
pale - pal, blanch, blem
parasite - parazit
pardon (excuse) - padone, grasye
parent - paran
pass - pas
pedestrian *(n)* - pyeton
pediatrician - pedyat, dokte timoun
pee (urinate) - pise, fe pipi, irinen
perfect - pafe
pierced ear - pese zorey
pill - grenn, comprime (Fr.), medikaman
pillow - zorye
pink - wooz

pound *(n)* - liv
pour *(v)* - vide
powder *(n)* - poud; *(v)* - mete-poud, poudre
premature - prematire
prenatal - anvannesans
problem - pwoblem, difikilte
puberty - kwasans, pibete
pull *(v)* - rale
purify - pirifye
raise (lift) - soulve
rash - lota; *(heat rash)* - chofi
reassure - rasire
relief - soulajman
rickets - rachitizm
ringworm - lateng
rock *(v)* - baskile, balanse
safe and sound - sen e sof
scabies - gal
scream *(n)* - rel, krie, rele
sensitive - sensib
skinny - meg, chech
sleep *(n)* - somey, sonmey, domi; *(v)* - domi
sleepy - domi nan je
small - ti, pitit
snot (mucus) - kaka nen, larim
soap *(n)* - savon
sometimes - pafwa, tanto
son - pitit gason
spoon *(n)* - kiye
spoonful - kiyere, kiyeplen
stool (feces) - poopoo, wate, selle (Fr.)
stop *(v)* - rete, sispann
suck - souse, totot
tablespoon - gwokiye
teaspoon - tikiye
tears (crying) - dlo ze

teething - fe dan
temperature - tanperati
tepid - degoudi, tyed
term - tem, limit
test - tes, ekzamen
thermometer - temomet
throw up - rejite, vonmi, vomi
thrush - chit
tongue *(stick out one's)* - fe bekeke
toy *(n)* - jwet, joujou
twin - jumo, marasa
umbilical cord - kod lonbrit, nonbrit
uncircumcised - ensikonsi
underdeveloped - soudevelope; (*child)* -rasi
undernourished - malnouri
underweight - leje, meg, pa peze ase
vaccinate - vaksinen
vaccine - vaksen; (*shot against*) - piki kont
vaporizer - vaporizate
vitamin - vitamin
vomit *(n)* - vomi ;*(v)* - vonmi, rejite, rechte
vomiting - vomisman, rejetman
waddle - mache-balanse
wash *(v)* - lave
weigh - peze
wet - mouye
wet nurse - nouris
whooping cough - koklich
worm - ve; *(pass ws)* - rann ve; *(vomit ws)* - jete ve
worm medicine - renmed-ve
x-ray - radyografye
young - jenn

a.m. - dimaten
abdomen - bavant, anbativant
abscess - abse
adhesive tape - adezif
administer (*give*) - bay, pase
always - toutfwa
anesthetize - andomi
antibiotic - antibyotik, renmed kontenfeksyon
anus - tchou, tou deye
appendicitis - apenndisit
appendix - apendis
appetite - apeti
appointment - randevou
artery - (no specific word in Kreyol) may use kannal san to indicate blood vessel
assist *(v)* - asiste
assistance - asistans
assistant - asistan
attend - asiste
avoid - envite, evite,
bandage - *(n)* pansman, banday
(v) bande, panse
basin - kivet
bath - beny
bathe - benyen
bed - kabann
bellyache - vant fe mal
bladder - blad pise, vesi, sak pipi
bleed - senyen
blood - san
bone - zo
breath - alen, souf
breathe - respire
call (summon) - rele

cancel - fe rete, annile, kansel
careful (be careful) - veye, veye ko
chair - chez, chey
change *(v)* - chanje
check (verify) - tcheke, kontwole
clamp *(n)* - pres; *(v)* - brade
clean *(adj)* - pwop, net; *(v)* - netwaye, netye
cleaning - pwopte
cleanliness - pwopte
clot, clotted *(v)* - kaye
come in - antre
comfortable - alez
complete *(v)* - fini
conciousness - konnesans
consent *(n)* - kontsantman
constipated - konstipe
constipation - konstipasyon
consult - konsilte
consultation room - chanm konsitasyon
contaminate - kontamine
cotton - koton
cough *(n)* - tous, latous
cut *(n)* - koup; cut off - twonse
cyst - kis
dangerous - danjere
death - lamo, lanmo
deformed - defome
dehydrated - ko sech
detach - detache,dezenvite
diarrhea - dyare, kakarel
difficult - difisil
divide - divize
drain *(v)* - degoute
drapes (curtain) - rido
dress *(n)* - wob; *(v)* - abiye, biye
dressing (bandage) - pansman

dull (blunt) - depwente
duty (service) - sevis
enema - lavman
every - chak, tou le
exam (medical) - konsiltasyon
examine (*a patient)* - konsilte
fat *(n)* - gres
feces - poupou, wate, tata
fever - lafyev, lafyeb, fyeb
frequently - souvan
gallbladder - fyel
gauze - twal gaz
get - pran
get up - leve
give - bay , ba, ban, sede
glove - gan
good - bon
health - sante, lasante
healthy - an sante, gaya, vanyan
help ! - anmwe!
help *(n)* - ed, led, konkou, sekou
hernia - eni
hold *(v)* - kenbe
home - lakay, kay
hospital - lopital
hospitalize - entene lopital
how are you? - ki jan ou ye?
hunger - grango
hurt *(adj)* - blese, bobo *(v)* - blese, fe mal
hydrocele - maklouklou, madougoun
hygiene - ijyen, lijyen
hypertension - tansyon wo
hypotension - tansyon ba
increase *(v)* - grandi, ranje
indigestion - gonfleman, endijesyon
infect or infected - enfekte

infection - enfeksyon
inflammation - anflamasyon
injure - blese, estwopye
injury - blese, aksidan, domage
inside *(n)* - andedan
instrument - enstriman
intestines - boyo, trip, afiba
irritated - eskite, irite
jaundice - lajonis, lajonnis
keep - gade, kenbe
kidney - ren
knot *(n)* - ne
label *(n)* - etiket, letiket
laceration - koupe
lamp - lanp
lift *(v)* - leve
light *(n)* - limye
like that - konsa
list *(n)* - lis
liver - fwa
loosen - lage, desere
lump - boul; lumpy - grennen
many - anpil, bonkou
mark *(n)* - mak; *(v)* - make
moisten - mikte, mouye
more - plis, pi
muscle - mis
name *(n)* - nom
nausea - noze
necessary - nesese
needle - egui, egwi, zegui
nerve - ne
no - non, now, en-en
nurse *(n)* - enfimye, mis; *on duty* - desevis
open (adj) - ouve, louvri; *(v)* - ouve, ouvri
operate on - opere nan

operation - operasyon
order *(v)* - komande; zod
oxygen - oksijen
pain *(n)* - doule
painful - penib, douloure
painkiller - kalman, renmed pou doule
painless - san-pen, san-doule
pardon (excuse) - padone, grasye
parent - paran
partner - asosye, patene
pass - pas
patient - youn malad
penicillin - penisilin
permanent - fiks, tou-tan
pillow - zorye
plastic surgery - chiriji-estetik
pneumonia - nemoni, enfeksyon-poumon
prepare - prepare
press *(v)* - peze, prese
pressure - presyon
procedure - pwosede, fason
prolapse - tonbe
prostate - glan pwostat
pulse - poul, pouls, batmanke
pus - pi, postim
put on pants - mete-kilot
quadrant - kadran
razor - razwa
reassure - rasire
recline - poze
records (file) - dosye, dokiman
recover - refe, femye
rectum - rektom, twoubouda
red - wouj; reddened - woze
relative *(n)* - fanmi
relax - lage ko, relakse, detann

release (*from hosp*) - bay egzeyat
relief - soulajman
relieve *(v)* - soulaje
remain - rete, ret
remove - retire, wete, wet
risk *(n)* - risk, chans
risky (hazardous) - riske, danjre
birth certificate - rejis
room - chanm, chanb
routine - woutin
rub (massage) - bay massaj
rush - fe vit, prese
saw *(n)* - si, legoin
scapula - eskapile
scissors - sizo
scrub *(v)* - dekwote
serious - serye
seriously - serye, oserye, seryezman
sharp, sharpen - file
shave *(v)* - raze, fe labab
shot - (injection) piki
sore *(n)* - blese, malad
stab *(v)* - ponyade, pike, djage
stay *(v)* - rete; stay overnight - desann, desele
stethoscope - sonn, sond
stomach *(n)* - lestomak, vant
stomachache - vant fe mal
stool (*low chair*)- tichez ba
stump *(of extremity)* - bout
supplies - founiti
surgeon - chirijen
surgery - operasyon
surgical ward - chiriji
survive - siviv
swelling - anflamasyon, louk
swollen - anfle

syringe - sereng
take *(v)* - pran, pote, pot
take care of - okipe, gade, swen
take off clothes - deabiye
technique - teknik
temperature - tanperati
tender - tann, mou
tenderness - tandres
test - tes, ekzamen
this - sa
thorax - kof lestonmak
throb - lanse, bat
throw up - rejite, vonmi, vomi
tie *(v)* - mare, makonen
tight, tighten - sere
topical - topik, remed pou mete sou po
torsion - sa ki twode, defomasyon
touch - manyen, touche
towel - sevyet
tranquil - trankil
tranquilizer - trankilizan, kalman
transfer - transfere
transfuse - bay-san
transfusion - transfizyon
transplant - transplante
transport - transpote, pote
trash - salopri, fatra
tray - kabare
treat *(v)* - trete
treatable - tretab
treatment - tretman, swen
trousers - kanson, pantalon
turn *(v)* - vire
tweezers - penset
twist, twisted *(v)* - tode, vire
twisted (misshapen) - mafwezi

ulcer - ilse
umbilical cord - kod lonbrit, nonbrit
unbutton - deboutonnen
unclothed - dezabiye
uncomfortable - jennen
unconscious - san konnesans, enkonsyan
uncover - dekouvri
undress - dezabiye
unwrap - devlope
urethra - kannal pipi, kànnal
urgency, emergency - ijans
urgent - ijan
urinate - irinen, pise, fe pipi
urine - irin, pipi
valve - valv
varicose vein - varis
vein - venn; venous - genvenn
ventilate - ayere, vante
very carefully - presyezman, tre dousman
very sorry - dezole
visit *(v)* - vizite
visitor - vizite
vomit *(n)* - vomi; *(v)* - vonmi, rejite, rechte
vomiting - vomisman, rejetman
walk *(v)* - mache
ward (surgical) - chiriji
warm *(v)* - chofe
wash *(v)* - lave
watch over - veye
well *(not sick)* - byen
wet - mouye
wick - mech
wiggle - ajite
worse - anpire, pi mal
wound *(n)* - blesi;*(v)* - blese
wrap *(v)* - vlope
x-ray - radyografye

ENGLISH - KREYOL

A.m. - dimaten, nan maten, anvanmidi
abdomen - bavant, anbativant, anbavant
abortion - dilatasyon, avorteman, jete pitit
abrasion - koche
abscess - abse
abstain - asteni
abuse - abi; *(physical)* - maspinen
accident - aksidan
adhesive tape - adezif
administer (give) - bay, pase
advice - konsey, anseyman
affliction - lafliksyon, afliksyon
afraid - pe
afterbirth - delivrans
afternoon - apremidi
age - *(n)* laj, aj
aged - vye
ailing - bibi, kagou
alcohol - alkol
alive - vivan
allergy - aleji
aloe - lalwa
always - toutfwa
amputate - anpite
amputee- anpite
anesthetize - andomi, rann ensansib
ankle - je pye, talon pye
antibiotic - antibyotik, renmed kontenfeksyon
antidote - antidot, renmed, kont pwazon
anus - tchou, tou deye
appendicitis - apenndisit
appendix - apendis
appetite - apeti

appointment - randevou
    (make an appt.) fe randevou, pran randevou
arm - bra, bwa
armpit - zesel, anbabra
arrest *(v)* - arete, fouke (jail)
artery - ate (no specific word in Kreyol)
    kannal san = *blood vessel*
assist *(v)* - asiste
assistance - asistans
assistant - asistan
asthma - las, opresyon
attack - *(n)* atak ; *(v)* atake
attend - asiste
auscultate - sonde
autoclave - otoklav
autopsy - otopsi; operasyion sou mo
avoid - envite, evite, dezenvite
Baby - tibebe, titit
baby bottle - bibon, bibwon
babysit - gade, bebisit
back *(n)* - do
backbone - rel do, chinin do
bad *(n)* - mal, *(adj)* move
bald - chov, tet kale
bandage - *(n)* pansman, banday;*(v)* bande, panse
barefoot - pye ate
basin - kivet, basen
bath - beny
bathe - benyen
beat (strike) - bat
bed - kabann ; (*go to bed)* - kouche
bedbug - pinez
bedridden - kouche, malad kouche
bedwetter - pisannit
bee - myel; (*wasp*) - gep
before - anvan

belch *(n)* - rapo, degobye
bellyache - vant fe mal
below - anba
bend *(v)* - koube, pliye
bicarbonate - bikabonnak
biceps - bisep, bibi
big - gwo
bill - (invoice) bodo
birth - nesans; (*give birth*) - akouche, delivre
birth certificate - regis, batiste, ak de nesans
birth control - kontwol-nesans
birthday - fet, anivese
birthmark - anvi
bit - enpe, gout, bout
bite (bitten) *(v)* - mode
bite *(n)* - kout dan
black - nwa, nwe
bladder - blad pise, vesi, sak pipi
blanket - kouvreli
bleach *(n)* - klowoks (Clorox)
bleed - senyen
blind *(adj)* - aveg
blind person - moun aveg, jepete
blister - zanpoul, zanpoul, glob, bousol
blood - san; (*draw blood*) - senyen
blow (hit) - chok
blow *(v)* - soufle; (*blow nose*) - mouche
body - ko
bodyhair - pwal, pwel, plim
boil - klou
bone - zo
book - liv
born - fet, ne
bottle - boutey
bowl - bol
brain - sevel, sevo, brenn, bwenn

brandname - mak
brassiere - soutyen
brave - brav
break - kase
breast - tete, sen
breath - alen, souf
breathe - respire
bronchitis - bwonchit, bwonch
bronchus - bwonch
brothel - bodel, bidjonnel
brother - fre; *brother in law* - bofre
bruise - metri
bruised - metri
bug - tibet
bulge *(n)* - bos
bullet - bal, plon
bump *(n)* - douk, bos
bump *(v)* - frape, fwape ; (*n*)(*on head)* - konkonm
bunion - zoboy
burn *(v)* - boule, brile
burp *(v)* - degobye, rann gaz, fe rapo
bury - antere, tere
buttock - fes, deye, bounda
buy, bought - achte
buzz (*in ears*) - konen
Cadaver - kadav, mo
calculate - kalkile
call (summon) - rele
calm - kal, kalme
calm down - kalme, kalma
cancel - fe rete, annile, kansel
cancer - kanse
cane - badin, baton
cap - *(n)* kasket; (*for bottle)* - bouchon
car - machin, vwati, oto
care (*good c.)* - swenyay

care for - okipe, gade, swen
careful (be careful) - veye, veye ko, fe atansyon
carry - pote, pot, bwote
catch a chill - pran fwa
centipede / millipede- annipye, milpye, milpat
chair - chez, chey
chamber pot - vaz
chance (risk) - chans
chancre - chank
change *(v)* - chanje
check (verify) - tcheke, kontwole
chew *(v)* - mache, kraze
chickenpox - lawoujol, chofi, varisel
child - timoun, pitit
(*my child*) (*daughte*r) - mafi; (*son*) - monfi
childbirth - akouchman
chill *(n)* - cho-fret, fredi, panm
chin - manton
chip off - dakale
choke - sivoke, trangle, toufe
circumsize(d) - sikonsi
cirrhosis - siwoz
clamp *(n)* - pres; *(v)* - brade
clean *(adj)* - pwop, net; *(v)* - netwaye, netye
cleaning - pwopte
cleanliness - pwopte
clippers - tondez
clitoris - klitoris, ti lang
clot, clotted *(v)* - kaye
clothes, clothing - rad
cloud *(n)* - nway
clubfoot - pye totoy
coffin - sekey
cold (illness) - grip, rim
colic - kolik
collapse *(v)* - anfale, kofre, vide

collarbone - salye, zozepol
color - koule
come - vini, (*come in)* antre
come back - rantre, revyen
come from (caused by) - prevyen
comfortable - alez
complain - plenyen, wouspete, babye
complaint - plent
complete *(v)* - fini
condom - kapot *(Panther brand common*)
congratulations - konpliman
conjunctivitis - malozye
consciousness - konnesans
(*lose)* - pedi konnesans, (*regain*) - revini, revni
consent *(n)* - kontsantman; *(v)* - konsanti
console - bay kouraj, konfote, konsole
constipated - konstipe
constipation - konstipasyon
consult - konsilte
consultation room - chanm konsitasyon
contagious - atrapan
contaminate - kontamine, enfekte, bay maladi
control *(n)* - kontwol; *(v)* - kontwole, komande
copiously - kantite anpil, agogo
cord - kod; (umbilical) - kod lonbrit, lonbrit, nonbrit
cost *(n)* - pri; *(v)* - koute
costly - cho
cotton - koton
cough *(n)* - tous, latous; *(v)* - touse
cousin (*m*) - kouzen; (*f*) - kouzin
cover *(n)* - kouveti; *(v)* - kouvri
crab louse - mopyon
cranky - chimerik
crash *(v)* - kraze
crazy - fou, loko
cripple *(n)* - kokobe; *(v)* - kokobe, donmaje

crippled - enfim, estwopye, kokobe
critical (grave) - grav
crooked (bent) - kwochi
cross-eyed - je vewon, je lanve, je louch
crotch - fouk
crutch - beki
cry *(n)* - rel, kri; *(v)* - kriye, rele
cup - tas, koup, gode
cure *(v)* - geri
curtain - rido
custom - koutim; (habit) mes
cut *(n)* - koup; *(v)* - koupe; (laceration) - koche
cut off - twonse
cyst - kis
Dandruff - kap, kal
danger - danje
dangerous - danjere
daughter - pitit-fi; *(d.-in-law)* - belfi
day - jou; (*next*) - demen
day care center - krech, gadery
day off - chonmay
daytime - lajounen
daze, dazed *(v)* - toudi
dead - mouri, mo
deaf - soud; (*person*) - soude
death - lamo, lanmo
decay *(v)* - dekonpoze; (teeth) - pike
deceased - defen
deciliter - glos
deep - fon
deformed - defome
dehydrated - ko sech
delay *(n)* - reta
deliver (give birth) - akouche, delivre
delusion - foli
dentist - dantis

depressed - afese, kagou, ba, delage
detach - detache
detergent - fab, savon, detejan
develop (grow) - develope
diabetes - sik, dyabet
diaper - kouchet
diaphragm - dyafrag
diarrhea - dyare, kakarel
die *(v)* - mouri, trepase
diet *(n)* - rejim, dyet
different - diferan
difficult - difisil
difficulty - difikilte, boulves, dan, resif
digest *(v)* - dijere
dilute - deleye, koupe
diphtheria - difteri
directions (instructions) - enstriksyon, esplikasyon
dirt - salte, kras
dirty *(adj)* - sal; *(v)* - sal, salope, tochonnen
discuss - diskite
disease - maladi
disinfect - dezenfekte
dislocated - dejwente, dekloke
dispensary - dispanse
dissolve - disoud
distress *(n)* - detres
divide - divize
dizziness - vetij, tete vire, toudisman
dizzy - tet vire (*head spinning)*
santi kap tombe *(feel like falling)*
doctor - dokte, dok, medecin
document *(n)* - dokiman, papye
dog - chen, chyen, toutou
dosage, dose - doz
doubt *(n)* - dout, doutans
doubt *(v)* - doute

drain *(v)* - degoute
drawer - tiwa
dress *(n)* - wob
dress *(v)* - abiye, biye; (*get dressed)* - mete rad
dressing (bandage) - pansman
drink (beverage) - bwason
drip *(n)* - gout, degout
drool *(v)* - bave
drop (liquid) - gout
dropper - kontgout
drown - neye
drug *(n)* - dwog, remed
drug addiction - atachman ak dwog
drunk - sou, gri, an brennzeng
dry *(adj)* - chech, sech
dull (blunt) - depwente
during - diran, pandan, pannan
dust *(n)* - pousye
duty (service) - sevis; (*on duty)* - desevis
dysentery - kolerin, kolorin
Each - chak
each time - chakfwa
ear - zorey; (*outer*) - fey zorey
eardrum - twou-zorey
earwax - kaka-zorey, tata-zorey
easy - fasil
eat, eaten - manje
eczema - agzema
effect *(n)* - efe
effective (medicine) - souvren
ejaculate - dechaje, ejakile
elbow - koud bra
electrocardiogram - kontwol-ke
emaciated - meg, dechose
empty *(adj)* - vid; *(v)* - vide, devide
end *(v)* - fini

enema - lavman; (*bag*) -bok
enough - ase, sifi
enrich, enriched - anrichi
enter - antre
entrails - zantray
epidemic - epidemi, kontajyon
epilepsy - malkadi
equal *(adj)* - egal, egalego; *(n)* - poy
erection - bande, bann, kokred, zozored
error - ere, lere, fot
evening - aswe, swa
every - chak, tou le
exam (medical) - konsiltasyon
examine *(a patient)* - konsilte, obseve
except - eksepte, sof
excrement - matye fekal, tata, wate
excuse *(v)* - eskize; (*excuse me*) - eskize m
exhaustion - kokraz
expensive - che
expert - espe, banj, bolit
eye - je, zye; *(brow)* - sous; *(lash)* - pwal je
eyeglasses - linet
eyelid - popye, po je
Face *(n)* - figi, vizaj
faint *(v)* - endispoze, dekonpoze
fainting spell - endispozisyon
fall *(n)* - so; *(v)* - tonbe
family - lafanmi, fanmi
famine - grangou kanpe, dizel
far - lwen
fart- fe van, rann gaz, pete
fasten - tache, plake
fat *(adj)* - gra; *(n)* - gres
father - papa; (*in law*) - bope
fatigue *(n)* - fatig
fear - pe

feces - poupou, wate, tata, kaka
feel (touch) - manye, tat
feeling - santiman
female - femel, manman
fever - lafyev, lafyeb, fyev;
(*with chills)* - lafyev frison
(*yellow*) - lafyev jon, lajonis
fight *(n)* - batay, akwochay
(v) - batay, goumen, lite, bat
fill *(v)* - plen, foul, ranpli; *fill up* - konble
finger *(n)* - dwet
fingernail - zong
fire *(n)* - dife
first aid - sekourizm
first name - prenon, nonbatem
fist - pwen, pren
flatfoot - pyepla
flesh *(n)* - che, vyann
flow *(v)* - kouri, koule
fluid *(adj)* - likid
fly (insect) - mouch
foot - pye, zago
forearm - avanbra
forefinger - endeks
forefoot - pyedevan
forehead - fon, fwon
foreskin - kach
forgetful - san memwa, bliyado
forgive - padone, fe gras
fosterparent -adopte
fracture - kase, fractire
frail - enfim
freckle - takte
free (gratis) - gratis
frequently - souvan
function *(v)* - mache

fussy (irritable) - rechiyan
Gait - mach
gallbladder - fyel
gargle -gagari
gauze - twal gaz
genitals - jenital, pati sexuel
gentle - dous
germ - jem, mikwob
get - pran; (*find)* - twouve
get up - leve
girl - tifi, madmwazel
girlfriend - anmorez, mennaj
give - bay, ba, ban, sede; (*a lot)* - plen bol
glass - ve; (*drinking*) - ve, tenbal
glasses - ve, linet
glove - gan
glucose - glikoz
go - ale, al
goggles - linet travay
goiter - gwat
gonorrhea - grannchale, ekoulman, raji
good - bon
goodbye - orevwa, babay
grandchild - pitit-pitit
grandfather - grandpapa, granpe
grandmother - grann, granme
grind (teeth) - manje dan
groan *(v)* - plenn, jemi
grow - grandi, pouse
gummy (*eyelids*) - je drandran
Habit (bad) - mani
hair *(scalp)* - cheve, chive;
(body) pawl, pwel, plim
half - demi, mwatye
hand - men
happy - kontan, erez

hard - di
he, his - li, l'
head - tet, kaboch, kabes
headache - mal tet, tet fe mal
heal - geri
health - sante, lasante
healthy - an bon sante, gaya, vanyan
hear - tande
hearing aid - aparey pou tande
heart - ke, lestomak (pain of heartburn)
heartattack - kriz kadiak
heartburn - zegre, lestonmak
heel - talon
help ! - anmwe!
help *(n)* - ed, led, konkou, sekou
hemorrhoid - emowoyid
hernia - eni; (*strangulated*) - eni trangle
hiccough *(n)* - oket, woket
hip - ranch
hoarse - anwe
hold *(v)* - kenbe; (*in place*) - kore
home - lakay, kay
homosexual male - masisi, desiskole
hop *(v)* - voltije, ponpe
hospital - lopital
hospitalize - entene lopital, mete lopital
hot - cho, boule
hourly - chakle
how - ki jan, kouman, konman
how are you - ki jan ou ye?
how far away - nan ki lye
how many - konben, konbyen
hunger - grangou, lafin
hurt *(adj)* - blese, bobo; *(v)* - blese, fe mal
husband *(n)* - mari, nonm, mouche
hydrocele - maklouklou, madougoun

hydrogen peroxide - dlo oksijene
hygiene - ijyen, lijyen
hypertension - tansyon wo, tansyon
hypotension - tansyon ba
hysteria - kriz de ne
I - mwen, m
ice *(n)* - glas
if - si
ill - malad
illness - maladi
immobile - imobil
immunize - vaksinen
important - enpoten, esansyel
impossible - enposib
improve - reprann
improvement - alemye, pwogre
in - nan, lan, an, ann, a dan
in it - ladan, ladann
incisor - dan devan
increase *(v)* - grandi, ranje
incurable - enkirab, engerisab
index finger - dwet jouda
indigestion - gonfleman, endijesyon
inebriated - sou, gri, an brennzeng
infect *or* infected - enfekte
infection - enfeksyon
inflammation - anflamasyon
influenza - grip
injection (medical) - piki
injure - blese, estwopye
injury - malad
insect - ensek, tibet; (*small)* - kokorat
insert - mete, antre
inside *(n)* - andedan
insomnia - pakadomi
inspect - enspekte, kontwole

inspection - enspeksyon
instep - wos
instruct - enstwi, enstrwi
instruction - enstriksyon, anseyman
instrument - enstriman
insulin - ensilin
insurance - asirans
intestines - boyo, trip, afiba
invalid - maladi, malad
iodine - yod
irritable - rechiyan
irritated - eskite, irite
isolated - izole
it or its - li, l'
itch *(n)* - gratel, pikotman
IUD - filaman
Jaundice - lajonis, lajonnis
jaw - machwe, machwa
jellyfish - lagratel, gratel
juice - ji
Keep - gade, kenbe
kick *(n)* - kout pye; *(v)* - voye pye
kidney - ren
kill - touye, tiye, fe disparet
knee - jenou, jounou, kakon
knock out - degrennen, blayi, vide ate
knot *(n)* - ne
know - konnen, konn
Lab coat - blouz
label *(n)* - etiket, letiket
laboratory - laboratwa
laceration - koupe
lamp - lanp
last - denye
latrine -latrin, wate
laxative - metsin, pigatif

lead (Pb) - plon
learn - aprann
leave *(v)* - kite, ale, pati
leech *(n)* - sansi
left - agoch, goch
left-handed - goche
leg - janm
length - longe
leprosy - lep
lesbian - madivinez, madoda (both derogatory)
lessen - bese
let (permit) - kite, te, pemet
lethal - motel
lethargic - manfouben, feb
letter - let
lid - kouveti, bouchon
lift *(v)* - leve
light *(n)* - limye
like that - konsa
limp *(v)* - bwete, bwate, gondole
limping - bwete, brete
lips - po bouch, lev
list *(n)* - lis
listen (to) - koute, tande
listless - molas
little - ti, piti
live *(v)* - viv
liver - fwa
living - vivan
long - long
look *(v)* - gade, gad, rega
loosen - lage, desere
lose - pedi
lotion - krem
lukewarm - tyed
lump - boul; *lumpy* - grenne

Malaria - malarya, palidis, lafyev frison
male - mal
malnutrition - souzalimantasyon, mank noutriti
man - nonm, om, gason, misye
many - anpil, bonkou
mark *(n)* - mak; *(v)* - make
marrow (bone) - zo mwel
massage - masaje
maybe - petet
me - mwen
measles - lawoujol, saranpyon
measure - mezire
medicine - medikaman, medsin
membrane - manbrann
memory - memwa
meningitis - menenjit
menopause - menopoz
menstruation - reg, peryod, mwa, kwasans, ti woz
mental - mantal
message - mesaj
metal - metal
midwife - fanm saj, akouchez
migraine - mal tet, migrenn
miscarriage - foskouch, avotman
missus (Mrs.) - madan
mistake *(n)* - ere
mister (Mr.)- msye, misye, mouche
mixture - melanj, doz
moisten - mikte, mouye
molar - dan pilon
money - kob, lajan
month - mwa, mwad
more - plis, pi
morning - maten
mosquito - moustik
mosquito net - moustike, rido kont moustik

mother - manman; (*new)* - ti nouris
(*nursing)* - nouris
mother-in-law - belme
motionless - sans-mouvman, imobil
mouth - bouch
mouthwash - dezenfektan bouch
move *(v)* - deplase
movement - mouvman
mumps - mal mouton
muscle - misk
muscular - miskle, manbre; (*giant*) - potorik
must - dwe, do, gen pou
my - mwen
myself - mwen-menm
Nail (finger or toe) - zong
naked - ni, toutouni, touni
name *(n)* - nom
nap - asoupi, ti dodo; (*take a*) kabicha
naris - tou nen
nausea - noze, ke tounen
navel - lonbrik, lonbrit
necessary - nesese; (*it is n.*) - fok, fo
neck - kou; *(stiff*) zekourel
need *(n/v)* - bezwen *(v)* mande
needle - egui, egwi, zegui
nerve - ne
nervousness - ne
newborn - nouvone
next - pwochen, pochen
night - nuit, nwit
nipple (*breast)* - bouton tete; (*bottle*) - tetin
no - non, now, en-en
noise - bri, bwi
noon - midi
normal - nomal, lejitim
nose - nen, zel nen

nostril - twou nen, narin
nourish - nouri
nourishing - nourisan
nude - ni, touni
numb - angoudi
nurse *(n)* - enfimye, mis; (*wet*) - nouris; *(v)* - tete
nursery (day) - krech, gadri
nursey school - jaden danfan
nutritious - fotifyan
Observe - obseve
obstruction - angoje
occupation - okipasyon, djob, metye
(*What work do you do?* - ki travay ou ap fe ?)
office - biwo (bureau)
often - souvan
ointment - longan, pomad
okay - oke, dako
on (*prep.*) - sou, anwo, nan, lan;
(*turned on*) - ouve, limen
only - sel, selman, ase
open *(v)* - ouve, ouvri; open
(*not closed*) - ouve, louvri, ouvri, baye
open wide - gran louvri
operate on - opere su
operation - operasyon
optician - optisyen, feze linet
or - ou, oubyen, onson, osinon
oral - oral, pa bouch
order *(v)* - komande
order - zod
organ - ogann
orthopedist - otopedis
other - lot, dot
others - lezot
ourselves - nou-menm
ovary - ove

overdose - twop dwog
overdue - anreta
overnight - aswe
overweight - two gwo
ovulation - ovilasyon; (*lack of*) - pedisyon
oxygen - oksijen
p.m. - diswa
Pacifier - sison, tetin, souset
pad - matlase
pain *(n)* - doule, penn
painful - penib, douloure
painkiller - kalman, renmed pou doule
painless - san-pen, san-doule
pale - pal, blanch, blem
palm (of hand) - pla men, planmen, pom
palpitate - palpitate, batt
palpitation - palpitasyon, batman
palsy - paralize
pancreas - pankreya
panic - panik
paralyze - paralize
parasite - parazit
pardon (excuse) - padone, grasye
parent - paran
paronchyia - pannari
partner - asosye, patene
pass - pas
pass out - pedikonesans
pathology - patoloji
patient - pasyan, malad
pay *(v)* - peye
payment - peyman
pedestrian *(n)* - pyeton
pediatrician - pedyat, dokte - timoun
pee (urinate) - pise, fe pipi, irinen
pen - *(writing)* plim

penicillin - penisilin
penis - zozo, pijon
percent - pousan
perfect - pafe
period (*menstrual*) - peryod, reg, kwasans, mwa
permanent - fiks, tou-tan
permission - pemisyon, otorizasyon
peroxide - dlo osijene, pewoksid
person - peson
personal - pesonel, prive
personality - pesonalite
perspiration - swe, transpire
pharmacist - famasyen
pharmacy - famasi
pharynx - andedan-goj
phlegm - flem, gle
phobia - lape
physician - dokte, medsen
pick (*tool*) - pik
piece - moso, morsel
pill - grenn, medikaman, pilil
pillow - zorye
pillowcase - tedoreye
pimple - bouton
pin (*safety*) - zepeng kwok
pink - wooz
pinpoint - pwent-zepeng
place *(n)* - plas ;*(v)* - poze
plaster - motye
plastic surgery - chiriji-estetik
please (*interj*) - souple, silvouple
plug - plog, koubelann
plug in - ploge, konekte
pneumonia - nemoni , enfeksyon-poumon
point (out) - montre, moutre
poison *(v)* - anpwazone; *(n)* - pwezon, pwazon

polio - polyo
position *(n)* - pozisyon
positive - positif
possible - posib
posture - postir
potion - posyon
pound *(n)* - liv
pounding - krazay
pour *(v)* - vide
powder *(n)* - poud ; *(v)* mete-poud, poudre
powerful - fo
precisely - ojis
pregnancy - gwoses
pregnant - ansent, gwo vant
premature - prematire
premenstrual - anvanreg
prenatal - anvannesans
prepare - prepare
prescribe - preskri
prescription - preskripsyon
press *(v)* - peze, prese
pressure - presyon
pretty - bel, joli
prevent - anpeche
preventable - evitab
private - prive
probably - pwobableman
problem - pwoblem, difikilte
procedure - pwosede
profession - pwofesyon
prohibit - defann, pwohibe
prolapse - tonbe
prolong - pwolonje, lonje
prostate - glan pwostat
prostitute *(n)* - bouzen, piten, awona (*derogatory*)
prostitution - pwostitusyon

protect - pwoteje
psychiatric - psikyatrik
psychiatrist - psikyatris, dokte-tet
puberty - kwasans, pibete
public - piblik
pull *(v)* - rale
pulmonary - pilmone
pulse - poul, pouls, batmanke
pump *(n/v)* - ponp; ponpe
purify - pirifye
purple - koule-vyolet
pus - pi, postim
push *(v)* - pouse
put - mete, met, pose
put on pants - mete-kilot, mete-pantalet
put on shoes - mete-soulye
Quadrant - kadran
quantity - kantite
quarantine - karanten, aksyon izole
quarter - kwate, ka
question -keksyon, demand
quickly - rapidman, vit, ak-chale
quiet - pezib, trankil; (*be q.*) - pe;
(*keep q*uiet, calm down) - mouri ko
Rabid - anraje
rabies - raj, laraj
radiation - reyonnman
radiograph - radyografye, fe foto pati nan ko
raise (lift) - soulve
rape - vyol, kadejak
rare - ra
rash - lota, (*heat rash*) - chofi
razor - razwa
reaction - reyaksyon
read - li
reassure - rasire

recline - poze
records (file) - dosye, dokiman, papye
recover - refe, femye
rectum - rektom, twoubouda
red - wouj; reddened - woze
refer - refere
refill - replen
reflex - refleks
refrigerate - mete-nanfrijide
refusal - refi, rejeksyon
refuse - pa-asepte
register *(v)* - anrejistre
regret - deplore, regrete
regular - regilye, nomal
relapse - tonbe malad anko
relationship - relasyon
relative *(n)* - fanmi
relax - lage ko, relakse, detann
release (*from hosp*) - bay egzeyat
relief - soulajman
relieve *(v)* - soulaje
remain - rete, ret
remove - retire, wete, wet
request *(n)* - demann; *(v)* - mande
require - bezwen
rescue *(v)* - sove, chape
respiration - respirasyon
respond - bay repons
rest *(n)* - repo, dimanch; rest *(v)* - poze, repoze
restrain - retni, anpeche
return - retounen, revni
rheumatism - rimatis
rhythm - kadans
rib - kot, zokot
rickets - rachitizm
right - dwat

right handed - dwatye
right now - konia !, prezantman
rigid - rijid, seve, red
ringworm - lateng
rinse - rense
risk *(n)* - risk, chans
risky (hazardous) - riske, danjre
rock *(v)* - baskile, balanse
roll over - vire, woule touten
room - chanm, chanb
routine - woutin
rub (massage) - bay massaj
rubbing alcohol - alkol
rush - fe vit, prese
Sad - tris, kagou, chagren
safe *(adj)* - sof, ansite; *safe and sound* - sen e sof
safely - byen, ben
salt -sel
salve - longan
sanatorium - sanatoryom
sane - dret, dwat
sanitary napkin - lenj
save (keep) - sere
saw *(n)* - si, legoin
scabies - gal
scald - chode
scales (*for weighing*) - balans
scalp *(n)* - po tet
scapula - eskapile
scissors - sizo
scrape *(v)* - grate
scream *(n)* - rel; *(of child)* - dyann
screen *(n)* - til, tuil
screened *(v)* - triye
scrub *(v)* - dekwote
sea urchin - chadwon

see - we, vwa
senile - entatad, annanfans
sensitive - sansib
serious - serye
seriously - serye, oserye, seryezman
severely - grav
severity - severite
sew - koud
sex *(to have)* - fe sex, fe bagay, koupe
sex life - la vi sexuel
shake *(v)* - souke
sharp, sharpen - file
shave *(v)* - raze, fe labab
she - li, manmzel
sheet (*bed)* - dra
shiver *(n)* - frison; *(v)* - tranble
shock *(n)* (*electric*) - kouran; shock *(v)* - sezi
shoe *(n)* - soulye;(*remove the shoes of*) - dechose
shorts (underpants) - kalson
shoulder - zepol, epol
show *(v)* - montre, moutre, mete deyo
sick - malad
sick person - malad, maladi
sickness - maladi
since - depi
sink *(n)* - lavabo
sinus - che nannen
sister - se, so; sister in law - belse, belso
skeleton - zosman
skin *(n)* - po
skinny - meg, chech
skull - bwatet, zo tet
slap *(n)* - tabok
sleep *(n)* - somey, sonmey, domi; *(v)* - domi
sleep with - kouche ak
sleeping - nan domi

sleepy - domi nan je
slip *(n)* (*with foot*) - glise, glisad; *(v)* - glise, patinen
slow - lant, lan
small - ti, pitit
smallpox - veret
smash *(v)* - kraze, krabinen
smell *(n)* - ode, sant; *(v)* - santi
smelly - santi
smoke *(n)* - lafimen;*(v)* - fimen
snake - koulev
sneeze *(v)* - estenen, estene
snore *(v)* - wonfle
snot (mucus) - kaka nen, larim
so (so much) - si, sitan, telman
so what ? - ki mele m
soak - tranpe, mouye tranp
soap *(n)* - savon, (*bar*) basavon
sole (*foot)* - planpye
sometimes - pafwa, tanto
son - pitit gason
soon - tale, titale, toutale
(as soon as) - le, sito, depi
sore *(n)* - blese, malad
(*infected)* - baka, java, maleng
sorry (*to be)* - regret
speak - pale
sperm - dechay
spider - anasi, arenyen
spine - rel do, chinen-do
spit *(n/v)* - krache
spleen - rat
spoon *(n)* - kiye
spoonful - kwire
spot *(n)* - tach
sprain *(n)* - antos, antoch
sprained *(v)* - foule

stammer - beg
stand *(v)* - kanpe
stand still - kanpe
starve- anfame
stay *(v)* - rete ; (*stay late*) mize
stay overnight - desann, desele
sternum - bisket
stethoscope - sonn, estetoskop
stick *(n)* - baton ,bwa
sting *(v)* - pike, bobo
stomach *(n)* - lestomak, vant
stomachache - vant fe mal
stone *(n)* - galet, woch
stool - (*chair)* tichez ba; (*feces)* - wate, poupou
stop *(v)* - rete, sispann
straight - dret, dwat
strong - fo, barak
stump *(of extremity)* - bout
stutter - beg
sty - klou
suck - souse, totot
suddenly - sibit, briskeman
suffer - soufri
suffering - soufrans
suffocate - sivoke, toufe
suffocation - etoufman
sugar - sik
supplies - founiti
sure (certain) - seten, sir , bien sur (Fr.)
surgeon - chirijen
surgery - operasyon; (*perform surgery*) - opere
surgical ward - chiriji
survive - siviv
swallow *(n)* (sip) - goje, gojet; *(v)* - vale
sweat - sue, swe
swell - anfle

swelling - anflamasyon, louk
swollen - anfle; (*become less swollen)* - dezanfle
syringe - sereng
syrup - siwo
system - sistem
Table - tab
tablespoon - gwokiye
take *(v)* - pran, pote, pot
take off - dekole
take off clothes - deabiye
take off shoes - wete-soulye
take off pants - wete-kilot, dekilote
talk *(v)* - pale
taste *(n)* -gou; *(v)* - goute
tear *(n)* (rip) - akwo, dechire
tears (crying) - dlo
teaspoon - kiyete
technique - teknik
teething - fe dan
telephone *(n)* - telefon
temperature - tanperati
tender - tann, mou
tenderness - tandres
tepid - degoudi, tyed
term - tem, limit
test - tes, ekzamen
test tube - tib pou tes
testicles - grenn
tetanus - tetanos
thank you - mesi, mesi anpil
that - saa, sa
the - li, an, a, nan, lan
their, them - yo, y
therapy - terapi, tretman
thermometer - temomet
thigh - kwis

thin - meg, fen, frel
think - panse
thirst, thirsty - swaf, swef
this - sa
thorax - kof lestonmak
thorough - antye, konple
throat - goj, gagmanm; *(sore throat)* - mal goj
throb - lanse, bat
throw up - rejite, vonmi, vomi
thrush - chit
thumb - pous
tibia - zo-janm
tick - tik
ticklish - sansib
tight, tighten - sere
time - tan
tingling - pikotman
tiredness - fatig
tobacco - tabak
today - jodiya
toe - zotey; *(great toe)* - tet zotey
toenail - zongzotey
toilet - twalet, latrin, wate
toilet paper - papye-ijyenik, papye pou twalet
tomorrow - demen
tongue - lang, langet
tonic - fotifyan
tonight - asweya
tonsil - amigdal
tooth - dan
toothbrush - bwosadan, bwosdan
toothpaste - patdantifis, kolgat
topical - topik, komen, remed pou mete sou po
torsion - sa ki twode, defomasyon
touch - manyen, touche
towel - sevyet

toxicity - toksisite
toy *(n)* - jwet, joujou
training - edikasyon
tranquil - trankil
tranquilizer - trankilizan, kalman
transfer - transfere
transfuse - bay-san
transfusion - transfizyon
translator - tradikte, entepret
transmissible - sa ki ka transfere
transplant - transplante
transport - transpote, pote
trash - salopri, fatra
tray - kabare
treat *(v)* - trete
treatable - tretab
treatment - tretman, swen
trembling - latranblad, tranbleman
triceps - trisep, misk deye ponyet
trimester - trimes, twa mwa
trouble *(n)* - traka, annwi
trousers - kanson, pantalon
try *(n)* - atak, ese; *(v)* - eseye, seye;
(*force oneself*) - fose
tuberculosis - tebe, tibekiloz
Tuesday - madi
turn *(v)* - vire
turn around - virewon
tweezers - penset
twin - jumo, marasa
twist, twisted *(v)* - tode, vire
twisted (misshapen) - mafwezi
typhoid - tifoyid
Ulcer - ilse; *(skin)* - chank
umbilical cord - kod lonbrit, nonbrit
unbutton - deboutonnen

uncap - dezamose
uncircumcised - ensikonsi, pasikonsi
uncle - tonton, onk
unclothed - dezabiye
uncomfortable - jennen
uncommon - ra
unconscious - san konnesans, enkonsyan
uncooked - sankwit, kri
uncover - dekouvri
uncross - dekwaze
under - anba
underarm - anbabra, zesel
underdeveloped (child) -rasi
undernourished - malnouri
underpants - kilot, pantalet
undershirt - chemizet, kanmizol, mayo
understand - konprann;
(*do you* ?) - Eske ou tande ?
underwear - (*shorts, briefs*) - kalson
(*panties*) - kilot, pantalet
underweight - leje, ki pa peze ase
undigested - padijere
undress - dezabiye
uneducated - pa-edike
unhealthy - malsen
untie - delase, demare, lage
until - jiskisi, jiske
unwrap - devlope
upper part - anle
urethra - kannal pipi
urgency, emergency - ijans
urgent - ijan
urinate - irinen, pise, fe pipi
urine - irin, pipi
us - nou, n'
use *(v)* - itilize, anplwaye

useful - itil
uterus - matris, lanme
uvula - lalwet
Vaccinate - vaksinen
vaccine - vaksen; (*shot against*) - piki kont
vagina - pati fi, bouboun, koko, vajen
vaginal - vajinal
vaginal bleeding - san nan pati fi
vague - vag
valve - valv
vaporize - vaporise
vaporizer - vaporizate
variable - varyab
varicose vein - varis
vaseline - vazlin, gres-petwol
vegetable - vejetal
vegetative - vejetatif
vein - venn; (swollen vein) - venn ki anfle
venereal - veneryen
venom - venen
venomous - venime
venous - genvenn
ventilate - ayere, vante
ventricle - vantrikil
vertebra - veteb
vertebral - vetebral
vertiginous - bayvetij
vertigo - vetij, tetvire
very carefully - presyezman, tre dousman
very sorry - dezole
victim - viktim; *(of disaster)* sinistre
violence - vyolans
viper - vipe
virgin - tifi, vyej
virginity - vijinite
virus - viris

visit *(v)* - vizite
visitor - vizite
visual - vizyel
vital - vital
vitamin - vitamin
voice - vwa
volume (*book)* - liv; *(quantity)* - volim ;
(bulky) -volimine
vomit *(n)* - vomi; *(v)* - vonmi, rejite, rechte
vomiting - vomisman, rejetman
vulva - koko, bobot
Waddle - mache-balanse
waist - senti, tay
wait for - tann, espere
wake up - levenandomi, reveye
walk *(v)* - mache
walk with crutches - bekiye, mache ak beki
ward (surgical) - chiriji
warm *(v)* - chofe
warmth - chale
warn - aveti
warning - avetisman
wart - veri
wash *(v)* - lave
watch over - veye
water, watery *(n)* - dlo
we - nou, n'
weak - feb
wean, weaned - sevre
weaning - sevraj
week - senmenn
weekly - chak senmenn
weigh - peze
welcome - byenveni
well (not sick) - byen
wet - mouye

wet nurse - nouris
what - kisa, kwa
when - kilo, kile
where - kibo, kikote
whether - swa
which one - kiles
whichever - nenpot
while (during) - etan, pendant
white - blan, blanch; *(of eye*) - blanje
who - kiles, ki, ki moun
whole - antye; (all) - tout
whom - kimoun
whooping cough - koklich
why - pouki, poukisa
wick - mech
wife - madanm
wiggle - ajite
will (desire) - voulwa, vle
wish - swete
with - avec, ave, ak ,a
woman - fanm
woman doctor - doktores, fanm dokte
womb - matris, grenn vant
wonderful - meveye
work - travay
worm - vete; (*pass worms*) - rann ve;
(*vomit worms)* - jete ve
worm medicine - remed-ve
worry *(v)* - souci
worse - anpire, pi mal
wound *(n)* - blesi; *(v)* - blese;
wrap *(v)* - vlope
wriggle *(v)* - jigotc, mouvman
wrist - ponyet
write - ekri
X-ray - radyografye

xeropthalmia - zewoftalmi
Yawn *(n)* - baye; *(v)* - baye
yaws - krab
yes - wi
yesterday - aye, ye
you (*singular*) - ou; (*plura*l) - nou, n'
you are welcome - padkwa, deryen
young - jenn
your (*singular*) - ou; (*plural)* - nou, n'
yourself - ou-menm
Zero - zewo
zip *(v)* - zipe
zipper - zip
zombie - zonbi, vivi

KREYOL - ENGLISH

A - the, with
a dan - in
abi - abuse
abiye - dress *(v)*
abse - abscess
achte - buy, bought
adezif - adhesive tape
afe - buisness
afese - depressed
afiba - intestines
afliksyon - affliction
agoch - left
agogo - copiously
agzema - eczema
aj - age
ajite - wiggle
ak - with
ak-chale - eagerly

ak de nesans - birth certificate
akimafe - homosexual
akouche - give birth
akouchez - midwife
akouchman - childbirth
aksidan - accident
aksyon izole - quarantine
akwo - tear, rip *(n)*
akwochay - fight *(n)*
al - go
alagoni - dying
ale - go, leave *(v)*
aleji - allergy
alemye - improvement
alen - breath
alez - comfortable
alkol - alcohol, rubbing alcohol
amigdal - tonsil
an - the, in
an brennzeng - drunk, inebriated
an sante - healthy
anasi - spider
anba - below, under
anbabra - armpit, underarm
anbativant- abdomen
anbavant- abdomen
andedan- inside *(n)*
andedan-goj - pharynx
andomi - anesthetize
anfale - collapse *(v)*
anfame- starve
anflamasyon - inflammation, swelling
anfle - swell *(v)*, swollen
angoudi - numb
anivese - birthday
anle - upper part

anmwe - Help!
ann - in
annanfans - senile
annile - cancel
annipye - centipede
annwi - trouble *(n)*
anpeche - prevent, restrain
anomal - abnormal
anpil - many
anpire - worse
anpite - amputate; amputee
anplwaye - use
anpwazone - poison *(v)*
anraje - rabid
anrejistre- register *(v)*
anrichi - enrich, enriched
ansent - pregnant
anseyman - advice
ansite - safe *(adj)*
antere - bury
antibyotik - antibiotic
antidot - antidote
antoch - sprain *(n)*
antos - sprain *(n)*
antre - come in, enter
antye - thorough, whole, entire
anvan - before
anvannesans - prenatal
anvanrey - premenstrual
anvi - birthmark
anwe - hoarse
anwo - on (*prep)*
aparey - apparatus
apendis - appendix
apenndisit - appendicitis
apeti - appetite

aprann - learn
apremidi - afternoon
arenyen - spider
arete - arrest *(v)*
ase - enough; only
asirans - insurance
asistan - assistant
asistans - assistance
asiste - assist, attend
asosye - partner, associate
asoupi - nap
asteni - abstain
aswe - evening
asweya - tonight
atak - attack *(n)*; try *(n)*
atake - attack *(v)*
ate - artery
atrapan - contagious
ave, avec - with
aveg - blind *(adj)*
aveti - warn
avetisman - warning
avorteman - abortion, miscarriage
awona - prostitute *(n)* (*derogatory term*)
aye - yesterday
ayere - ventilate
Ba - depressed, down ; give
babay - goodbye
babye - complain
badin - cane
bagay - genitals; thing
bagay timoun - child's thing, childish
baka - infected sore
bal - bullet
balans - scales (*for weighing*)
balanse - risky (*hazardous*)

ban - give
banday - bandage *(n)*
bande - bandage *(v)*; erect
banj - expert
barak - strong
basavon - bar of soap
basen - basin
baskile - *(v)* rock, swing
bat - throb; strike; fight
bat zye - blink
batay - fight
batiste - birth certificate
batman - palpitation, beating
batmanke - pulse
baton - cane; stick *(n)*
batt - palpitate
bavant - abdomen
bave - drool *(v)*
bay - administer; give
bay egzeyat - release (from hosp)
bay kanse - cancerous
bay massaj - rub (massage)
bay repons - respond
bay-san - transfuse
bay sekou - give aid or hep
baye - open; open wide; yawn
bayvetij - vertiginous
bebisit - babysit
bege, begeye- stammer, stutter
beki - crutch
bekiye - walk with crutches
bel - pretty
belfi- daughter-in-law
belme - mother-in-law
belse, belso - sister-in-law
ben - safely

beny - bath; benyen - bathe, soak
bese - lower; lessen
bezwen - require; need
bibi - biceps; ailing
bibon - baby bottle
bibwon - baby bottle
bidjonnel - brothel
bien sur (*Fr*) - sure (certain)
bikabonnak - bicarbonate
bisep - biceps
bisket - sternum
biwo - office, bureau
blad pise - bladder
blan - white
blanch - pale; white
blanje - white of eye
blayi - knock out
blem - pale
blese - *(v)* injure, hurt, wound; *(n)* sore, wound
blouz - lab coat
bobo - hurt *(adj)*; sting *(v)*
bobot - vulva
bodel - brothel
bodo - bill (invoice)
bofre - brother-in-law
bok - enema bag
bol - bowl
bolit - expert
bon - good
bonkou - many
bope - father-in-law
bos - bulge *(n)*, bump *(n)*
bouboun - vagina
bouch - mouth
bouchon - cap (for bottle); lid
bouda - buttocks (vulgar term)

boul - lump
boule - burn *(v)*; hot
boulves - difficulty
bousol - blister
bout - stump (of extremity)
boutey - bottle
bouton - pimple; button
bouton tete - breast nipple
bouzen - prostitute
boyo - intestines
bra - arm
brade - clamp *(v)*
brav - brave
brenn - brain
bri - noise
brile - burn *(v)*
briskeman - suddenly, instantaneously
bwa - arm; stick *(n)*
bwason - drink (beverage)
bwate - limp *(v)*
bwatet - skull
bwenn - brain
bwete - limp *(v)*
bwete - limping
bwi - noise
bwonch - bronchus, bronchitis
bwonchit - bronchitis
bwosadan, bwosdan - toothbrush
bwote - carry
byen - safely; well (not sick)
byenveni - welcome
Chadwon - sea urchin
chagren - sad
chak - every, each
chak senmenn - weekly
chakfwa - each time

chale - warmth
chanb - room
chanje - change *(v)*
chank - chancre; skin ulcer
chanm - room
chanm konsitasyon - consultation room
chans - risk; chance
chape - rescue *(v)*
che - costly, expensive; flesh *(n)*
chech - dry *(adj)*; skinny
chemizet - undershirt
chen- dog
cheve - hair (scalp)
chey, chez - chair
chimerik - cranky
chinen-do - spine, backbone
chirijen - surgeon
chiriji - surgical ward
chiriji-estetik - plastic surgery
chit - thrush
chive - hair (scalp)
cho - hot
cho-fret - chill *(n)*
chode - scald
chofe - warm *(v)*
chofi - heat rash
chok - blow (hit)
chonmay - day off
chov - bald
chyen - dog
Dakale - chip off; peel
dako - okay
dan - difficulty; tooth
dan devan - incisor
dan pilon - molar
danje - danger

danjere - dangerous
danjre - risky (hazardous)
dantis - dentist
dantisyon - dentition
dat - date; nonspecific for spot on skin or rash
deabiye - take off clothes
deboutonnen - unbutton
dechaje - ejaculate
dechay - sperm
dechire - tear, rip
dechose - emaciated
dechose - remove the shoes of
defann - prohibit
defen - deceased
defomasyon - torsion
defome - deformed
degobye - burp *(v)*
degoudi - tepid
degout - drip *(n)*
degoute - drain *(v)*
degrennen - knock out
dejwente - dislocated
dekachte - unsealed
dekilote - take off pants
dekloke - dislocated
dekole - take off
dekonpoze - decay; faint *(v)*
dekouvri - uncover
dekwaze - uncross
dekwote - scrub *(v)*
delage - depressed
delase - untie
deleye - dilute
delivrans - afterbirth
delivre - give birth
demand - question

demann - request *(n)*
demare - untie
demen - tomorrow
demi - half
denye - last
depi - as soon as; since
deplase - move *(v)*
deplore - regret
depwente - dull (blunt)
deranjman - derangement
deryen - You are welcome
desann - stay overnight; lodge; descend
desele - stay overnight
desere - loosen
desevis - on duty
desiskole - homosexual male (vulgar term)
detache - detach; loose
detann - relax
detejan - detergent
detres - distress *(n)*
develope - develop (*grow*)
devide - empty *(v)*
devlope - unwrap
deye - buttock
dezabiye - (*adj*) unclothed; (v) undress
dezamose - uncap
dezanfle - become less swollen
dezenvite - avoid
dezole - very sorry
di - hard; say
dife - fire *(n)*
diferan - different
difikilte - difficulty; problem
difisil - difficult
difteri - diphtheria
dijere - digest *(v)*

dilatasyon - abortion
dimanch - Sunday; rest *(n)*
dimaten - a.m.
diran - during
diskite - discuss
disoud - dissolve
dispanse - dispensary
diswa - p.m.
divize - divide
dizet - famine
djage - stab *(v)*
djob - occupation
dlo - water, watery; tears (crying)
dlo oksijene - hydrogen peroxide
do - back *(n)*; must
dok - doctor
dokiman - document *(n)*; records (file)
dokte - doctor
dokte-tet - psychiatrist
dokte-timoun - pediatrician
doktores - woman doctor
domi - sleep *(n)(v)*
domi nan je - sleepy
donmaje - cripple *(v)*
dosye - records (file)
dot - other
douk - bump *(n)*
doule - pain *(n)*
douloure - painful
dous - gentle
dout - doubt *(n)*
doutans - doubt *(n)*
doute - doubt *(v)*
doz - dosage, dose; mixture
dra - sheet (bed)
dret - sane; straight

dwat - right; sane; straight
dwatye - right-handed
dwe - must
dwet - finger *(n)*
dwet jouda - index finger
dwog - drug *(n)*
dyafrag - diaphragm
dyann - scream (of child)
dyapot - severe vomiting and diarrhea
dyare - diarrhea
dyet - diet *(n)*
Ed - help *(n)*
edikasyon - training
efe - effect *(n)*
egal, egalego - equal *(adj)*
egui, egwi - needle
ejakile - ejaculate
ekoulman - gonorrhea
ekri - write
eksepte - except
ekzamen - test
en-en - no
endijesyon - indigestion
endispoze - faint *(v)*
endispozisyon - fainting spell
enfeksyon - infection
enfeksyon-poumon - pneumonia
enfekte - infected
enfim - crippled; frail
enfimye - nurse *(n)*
eni - hernia
eni trangle - strangulated hernia
enkonsyan- unconscious
enposib - impossible
ensikonsi - uncircumcised
enspeksyon - inspection

enspekte - inspect
enstriksyon - instructions
enstriman - instrument
enstwi - instruct
entatad - senile
entene lopital - hospitalize
entepret - translator
envite - avoid
epidemi - epidemic
epol - shoulder
ere - error; mistake *(n)*
erez - happy, fortunate
ese - try *(n)*
eseye - try *(v)*
eskapile - scapula
Eske ou tande ? - Do you understand ?
eskite - irritated
eskize - excuse *(v)*
eskize m - excuse me
espere - wait for
esplikasyon - explanation, instructions
estene, estenen - sneeze *(v)*
estwopye - injure; crippled
etan - while, during
etiket - label *(n)*
etoufman - suffocation
evitab - preventable
evite - avoid
Fab - detergent (Fab)
famasi - pharmacy
famasyen - pharmacist
fanm - woman
fanm dokte - woman doctor
fanmi - relative *(n)*; family
fasil - easy
fason - procedure

fatig - fatigue *(n)*; tiredness
fatra- trash
fe - do; make
fe atansyon - pay attention
fe bagay - sex *(to have)*
fe bagay ak - have sex with
fe bekeke - stick out one's tongue
fe disparet - kill
fe foto pati nan ko - x-ray
fe labab - shave*(v)*
fe mal - hurt *(v)*
fe pipi - pee, urinate
fe rete - cancel
fe sex - to have sex
fe vit - accelerate, hurry
feb - lethargic; weak
femel - female
femen - shut
femye - recover
fen - thin
fes - buttock
fet - birthday; born
fey zorey - external ear
figi - face *(n)*
fiks - permanent
filaman - IUD
file - sharp; sharpen
fimen - smoke *(v)*
fini - complete *(v)*; end *(v)*
flem - phlegm
fo - it is necessary
fo - powerful; strong
fok - it is necessary
foli - delusion
fon - deep; forehead
fose - force oneself

foskouch - miscarriage
fot - error
fotifyan - nutritious; tonic
fou - crazy
foub - mistake *(n)*
fouk - crotch
fouke - arrest (as in jail)*(v)*
foul - fill *(v)*
foule - sprain, sprained
founiti - supplies
fractire - fracture
frape - bump *(v)*
fre - brother
fredi - chill *(n)*
frel - thin
frison - shiver *(n)*
fwa - liver
fwape - bump *(v)*
fwon - forehead
fyel - gallbladder
fyev - fever
Gad - look *(v)*
gade - babysit
gade - look *(v);* keep, take care of
gadery - day care center
gadri - nursery (day)
gagmanm - throat
gal scabies
galet - stone *(n)*
gan - glove
gason - man
gaya - healthy
gen pou - must
genvenn - venous
gep - bee
geri - cure *(v)*; heal

glan pwostat - prostate
glas - ice *(n)*
gle - phlegm
glisad - slip *(n)* (with foot)
glob - blister
glos - deciliter
goch - left
goche - left-handed
gode - tas
goj - throat
goje, gojet - swallow, sip *(n)*
gondole - limp *(v)*
gonfleman - indigestion
gou - taste *(n)*
goumen - fight *(v)*
gout - drip *(n)*; drop (liquid)
goute - taste *(v)*
gra - fat *(adj)*
gran louvri - open wide
grandi - grow, increase *(v)*
grandpapa - grandfather
grangou - hunger
grangou kanpe - famine
granme, grann - grandmother
grannchale - gonorrhea
granpe - grandfather
grasye - pardon (excuse)
grate - scrape *(v)*, itch *(n)*
gratel - jellyfish
gratis - free (gratis)
grav - severely, critical (grave)
grenn - piece, testicles, pill
grenn vant - womb
grennen - lumpy
gres - fat *(n)*
gres-petwol - vaseline

gri - drunk, inebriated
grip - cold (illness)
gwat - goiter
gwo - big
gwo vant - pregnant
gwokiye - tablespoon
gwoses - pregancy
No words with "H" sound
Ijan - urgent
ijans - urgency, emergency
ijyen - hygiene
ilse - ulcer
imobil - motionless
irin - urine
irinen - pee, urinate
irite - irritated
itil - useful
itilize - use *(v)*
izole - isolated
Jaden danfan - nursey school
janm - leg
java - infected sore
je - eye
je drandran - eye drainage
je pye - ankle
je vewon - cross-eyed
jem - germ
jenn - young
jennen - uncomfortable
jenou - knee
jete pitit - abortion
jete ve - vomit worms
ji - juice
jigote - wriggle *(v)*
jiske, jiskisi - until
jodiya - today

joli - pretty
jou - day
joujou - toy
jounou - knee
jumo - twin
jwet - toy *(n)*
Ka - quarter
kabann - bed
kabare - tray
kabes - head
kabicha - take a nap
kabine - cabinet
kaboch - head
kach - foreskin
kadav - cadaver
kadejak - rape
kadran - quadrant
kagou - ailing; depressed, sad
kaka nen - snot ,mucus
kaka zorey - earwax
kakarel - diarrhea
kakon jenou - knee
kal - callus; scale; spanking
kalkile - calculate
kalman - painkiller, tranquilizer
kalme - calm, calm down
kalson - underwear (shorts, briefs)
kan - camp
kanmizol - undershirt
kannal - urethra, canal; (*k. san*) vein, artery
kanpe - stand, stand still
kansel - cancel
kanson - trousers
kantite - quantity
kantite anpil - copiously
kap - dandruff

kapot - condom *(Panther brand common*)
karanten - quarantine
kase - fracture, break
kasket - cap *(n)*
kay - home
kaye - clot, clotted *(v)*
ke - heart
ke plen - nausea
keksyon - question
kenbe - hold *(v)*, keep
ki - who
ki jan - how
ki jan ou ye - how are you?
ki mele m? - so what ?
ki moun - who
ki pa peze ase - underweight
kibo - where
kikote - where
kile - when
kiles - which one, who
kilo - when
kilot - underwear (panties)
kimoun - whom
kis - cyst
kisa - what
kite - leave *(v)*; let (permit)
kivet - basin
kiyo spoon *(n)*
kiyete - teaspoon
klitoris - clitoris
klou - boil; sty
klowoks - bleach *(n), Clorox*
ko - body
ko sech - dehydrated
kob - money
koche - laceration, scratch (abrasion)

kod - cord; kod lonbrit - umbilical cord
kof lestonmak - thorax
kofre - collapse *(v)*
koklich - whooping cough
koko - vulva
kokobe - cripple, crippled
kokorat - small insect
kokraz - exhaustion
kolerin - dysentery
kolgat - toothpaste (*Colgate*)
kolik - colic
kolorin - dysentery
komande - control *(v);* order *(v)*
komen - topical
konben - how many
konble - fill up
konbyen - how many
konekte - plug in, connect
konen - buzz (*in ears*)
konia - right now
konkonm - bump (*on head)*
konkou - help *(n)*
konman - how
konn, konnen - know
konnesans - conciousness
konple - thorough, complete
konpliman - congratulations
konprann - understand
konsa - like that
konsanti - consent *(v)*
konsey - advice
konsiltasyon - exam (medical)
konsilte - consult; examine (a patient)
konstipasyon - constipation
konstipe - constipated
kont pwazon - antidote

kontamine - contaminate
kontan - happy
kontgout - dropper
kontsantman - consent *(n)*
kontwol - control *(n)*
kontwole - check (verify); control; inspect
kore - to hold in place
kot - rib
koton - cotton
kou - neck
koube - bend *(v)*
koubelann - plug
kouche - bedridden; go to bed
kouche ak - sleep with
kouchet - diaper
koud - elbow; sew
koule - color; flow *(v)*
koule-vyolet - purple
koulev - snake
kouman - how
koup - cut
koupe - laceration ; to have sex
kouran - shock *(n)* (electric)
kouri - flow *(v)*
kout dan - bite *(n)*
kout pye - kick *(n)*
koute - listen (to); cost *(v)*
koutim - custom
kouveti - cover *(n)*; lid
kouvreli - blanket
kouvri - cover *(v)*
kouzen - cousin (*m*)
kouzin - cousin *(f)*
krab - yaws
krabinen - smash *(v)*
krache - spit

kras - dirt
krazay - pounding
kraze - chew; crash; smash
krech - day care center; nursery (day)
krem - lotion; cream
kri - uncooked; cry *(n)*
kriye - cry *(v)*
kriz - crisis, krizdene - hysteria
kwa - what; cross
kwasans - menstruation; puberty
kwate - quarter
kwire - spoonful
kwis - thigh
kwochi - crooked, bent
kwot - kinky-haired
L' - it or its; he, his
la vi sexuel - sex life
laboratwa - laboratory
ladan, ladann - in it
lafanmi - family
lafimen - smoke *(n)*
lafliksyon - affliction
lafyeb, lafyev - fever
lafyev frison - malaria, fever with chills
lafyev jon - yellow fever
lage - untie, loosen; *lage ko* - relax
lagratel - jellyfish
laj - age *(n)*
lajan - money
lajonis, lajonnis - jaundice, yellow fever
lajounen - daytime
lakay - home
lalwa - aloe
lalwet - uvula
lamo - death
lan - in, on (*prep*); slow; the

lang, langet - tongue
lanme - uterus
lanmo - death
lanp - lamp
lanse - throb
lant - slow
lape - phobia
laraj - rabies
larim - snot , mucus
las - asthma
lasante - health
lateng - ringworm
latous - cough *(n)*
latranblad - trembling
latrin - latrine, toilet
lavabo - sink *(n)*
lave - wash *(v)*
lavman - enema
lawoujol - measles
le - as soon as
lead (Pb) - plon
led - help *(n)*
legoin - saw *(n)*
leje - underweight
lejitim - normal
lenj - sanitary napkin
lep - leprosy
lere - error
lestomak - heart; stomach *(n)*
let - letter
letiket - label *(n)*
lev - lips
leve - get up, lift *(v)*
levenandomi - wake up
li - he, his, she, it or its; the; read (*v*)
lijyen - hygiene

likid - fluid *(adj)*
limen - turned on
limit - term
limye - light *(n)*
linet - eyeglasses
linet travay - goggles, work glasses
lis - list *(n)*
lite - fight *(v)*
liv - book
liv - pound *(n);* volume (*book)*
loko - crazy
lonbrik- navel
lonbrit - umbilical cord, navel
long - long
longan - ointment, salve
longe - length
lonje - prolong
lopital - hospital
lot - next, other
lota - rash
louk - sweat
louvri - open (not closed)
lwen - far
M' - I
mach - gait
mache - (v) chew; consent; function; walk
mache ak beki - walk with crutches
mache-balanse - waddle
machin - car
machwa, machwe - jaw
madan - Mrs
madanm - wife
madi - Tuesday
madivinez - lesbian
madmwazel - girl
madougoun - hydrocele

mafi - my child, daughter
mafwezi - twisted (misshapen)
mak - brandname; mark *(v)*
maklouklou - hydrocele
makonen - tie *(v)*
mal - bad; male
mal goj - sore throat
mal mouton - mumps
mal tet - headache, migraine
malad - injury; ill; patient; sore *(n)*
malad kouche - bedridden
maladi - disease, illness; invalid, sick person
maladi pwatrin - chest trouble, often tuberculosis
malarya - malaria
maleng - infected or necrotic skin problem
malkadi - epilepsy
malnouri - undernourished
malozye - conjunctivitis, eye problem
malsen - unhealthy
manbre - muscular
mande - need, request *(v)*
manfouben - lethargic
mani - habit (bad)
manje - eat, eaten
manje dan - grind (teeth)
manman - female, mother
manmzel - she, her; Miss, young lady
manton - chin
manye - feel (touch)
manyen - touch
marasa - twin
mare - tie *(v)*
mari - husband *(n)*
maspinen - abuse *(physical)*
maten - morning
matla - mattress

matlase - pad
matris - uterus, womb
matye fekal - excrement
mayo - undershirt
mech - wick
medecin - doctor
medikaman - medicine, piece
medsen - physician
medsin - medicine
meg - emaciated, skinny
melanj - mixture
men - hand
mes - habit
mesaj - message
mesi - thank you
met - put
metal - metal
mete - put
mete deyo - show *(v)*
mete kilot - put on pants
mete nanfrijide - refrigerate
mete pantalet - put on pants
mete poud - powder *(v)*
mete rad - get dressed
mete soulye - put on shoes
metri - bruise, bruised
metsin - laxative
metye - occupation
meveye - wonderful
mezire - measure
midi - noon
mikte - moisten
mikwob - germ
milpat - centipede, millipede
milpye - centipede, millipede
mis - nurse *(n)*

misk - muscle
misk deye ponyet - triceps
misye - man, Mr.
mize - stay late
mo - cadaver; dead
mode - bite (bitten) *(v)*
molas - listless
monfi- my child, my son
montre - point out ,show *(v)*
mopyon - louse
moso - piece
motye - plaster
mou - tender
mouch - fly (insect)
mouche - Mr., husband; blow (nose)
moun - people
mouri - dead, die *(v)*
mouri ko - keep quiet
moustik - mosquito
moustike - mosquito net
moutre - point (out), show
mouvman - movement, wriggle *(v)*
mouye - moisten, soak ,wet
move - bad *(adj)*
msye - Mr.
mwa - menstruation; month
mwad - month
mwatye half
mwen - I, me, my
mwen-menm - myself
myel - bee
N' - us, we; your (*plural)*
nan - in, on (*prep*); the
nan domi - sleeping
nan ki lye - how far away
ne - born; knot *(n);* nerve, nervousness

nemoni - pneumonia
nen - nose
nenpot - whichever
nesans - birth
nesese - necessary
net - clean *(adj)*
netwaye - clean *(v)*
neye - drown
ni - nude, naked
nom - name *(n)*
nomal - normal, regular
non - no
nonbrit - umbilical cord
nonm - husband, man
nou - us we; you, your (plural)
nou-menm - ourselves
nouri - nourish
nouris - nursing mother; wet nurse
nourisan - nourishing
now - no
nuit, nwit - night
nwa - black
nway - cloud *(n)*
nwe - black
Ode - smell *(n)*
ojis - precisely
oke - okay
oket - hiccough *(n)*
okipasyon - occupation
okipe - take care of
oksijen - oxygen
om - man
onk - uncle
onson - or
operasyon - operation, surgery
opere - perform surgery

opere su - operate on
opresyon - asthma
orevwa - goodbye, *au revoir*
oserye - seriously
osinon - or
ote - height
oto - car
otoklav - autoclave
otorizasyon - permission
ou - or; you, your (singular)
ou-menm - yourself
oubyen - or
ouve - open, turned on
ouvri - open
ouvri zye - eyes open
ovilasyon - ovulation
Pa m' - mine
pa sikonsi - uncircumcised
pa-asepte - refuse
pa-edike - uneducated
padekwa - You're welcome
padijere - undigested
padkwa - You're welcome
padone - pardon (excuse)
pafe - perfect
pafwa - sometimes
pal - pale
pale - speak, talk
palidis - malaria
palpitasyon - palpitation
palpitate - palpitate
pandan - during
panik - panic
pankreya - pancreas
panm - chill *(n)*
pannan - during

pannari - paronchyia (infection)
panse - bandage *(v)* think
pansman - dressing (bandage)
pantalet - underwear (panties)
pantalon - trousers
papa - father
papye - records, file, document
papye pou twalet - toilet paper
papye-ijyenik - toilet paper
paralize - palsy; paralyze
paran - parent
parazit - parasite
pas - pass
pase - administer, give
pasyan - patient
patdantifis - toothpaste
patene - partner
pati - *(v)* leave; *(n)* genital, part
patinen - slip *(v)*
patoloji - pathology
pe - afraid, fear; be quiet
pedi - lose
pedi konnesans - lose conciousness, pass out
pedisyon - lack of ovulation
pedyat - pediatrician
pemet - let , permit
pemisyon - permission
pendant - while, during
penib - painful
penisilin - penicillin
penset - tweezers
peryod - menstruation
peson - person
pesonalite - personality
pesonel - personal
peye - pay *(v)*

peyman - payment
peze - press, weigh
pezib - quiet
pi - pus; more
pi mal - worse
pibete - puberty
piblik - public
pigatif - laxative
pik - pick (tool)
pike - sting, stab; tooth decay
piki - injection (medical)
piki kont - shot against
pikotman - itch, tingling
pilil - pill
pilmone - pulmonary
pinez - bedbug
pipi - urine
pirifye - purify
pisannit - bedwetter
pise - pee, urinate
piten - prostitute *(n)*
piti - little
pitit - child; small
pitit-fi - daughter
pitit-gason - son
pitit-pitit - grandchild
pla men - palm (of hand)
plake - fasten
planpye - sole (foot)
plas - place *(n)*
plen - fill *(v)*
plenn - groan *(v)*
plent - complaint
plenyen - complain
plim - bodyhair; pen
plis - more

pliye - bend *(v)*
plog - plug
ploge - plug in
plon - bullet
po - skin *(n)*
po bouch - lips
po je - eyelid
po tet - scalp *(n)*
pochen - next
polyo - polio
pomad - ointment
pomdadan - Adam's apple
ponp - pump *(n)*
ponpe - hop; pump *(v)*
ponyade - stab *(v)*
ponyet - wrist
popye - eyelid
pose - put
posib - possible
positif - positive
postim - small amount of pus
postir - posture
posyon - potion
pot, pote - carry, take *(v)*
pote - transport
potorik - muscular
poud - powder *(n)*
poudre - powder *(v)*
pouki - why
poukisa - why
poul - pulse
pouls - pulse
poupou - feces, stool
pous - thumb
pousan - percent
pouse - grow; push

pousye - dust *(n)*
poy - equal *(n)*
poze - place (*v*); recline, rest
pozisyon - position *(n)*
pran - get; take
pran fwa - catch a chill
prematire - premature
prepare - prepare
pres - clamp *(n)*
prese - press *(v)*; hurry
preskri - prescribe
preskripsyon - prescription
presyezman - very carefully
presyon - pressure
prevyen - come from (caused by)
prezantman - right now
pri - cost *(n)*
prive - personal, private
psikyatrik - psychiatric
psikyatris - psychiatrist
pwal - bodyhair
pwal je - eyelash
pwazon - poison *(n)*
pwel - bodyhair
pwen - fist
pwent-zepeng - pinpoint
pwezon - poison *(n)*
pwobableman - probably
pwoblem - problem
pwochen - next
pwofesyon - profession
pwohibe - prohibit
pwolonje - prolong
pwop - clean *(adj)*
pwopte - cleaning; cleanliness
pwosede - procedure

pwostitusyon - prostitution
pwoteje - protect
pye - foot; *pye ate* - barefoot
pye totoy - clubfoot
pyeton - pedestrian
No words begin with a "Q" sound
Ra - rare, uncommon
rachitizm - rickets
rad - clothes, clothing
radyografye - x-ray
raj - rabies
rale - pull *(v)*
ranch - hip
randevou - appointment
ranje - increase *(v)*
rann gaz - burp *(v)*
rann ve - pass worms
ranpli - fill *(v)*
rantre - come back
rapidman - quickly
rapo - belch *(n)*, report
rasi - underdeveloped child; stale; dwarf
rasire - reassure
rat - spleen
raze - shave*(v)*
razwa - razor
rechiyan - fussy, irritable
rechte - vomit *(v)*
red - rigid
refe - recover
refere - refer
refi - refusal
refleks - reflex
reg - menstruation
regilye - regular
regret - to be sorry

regrete - regret
rejeksyon - refusal
rejetman - vomiting
rejim - diet *(n)*
rejis - register, list, birth certificate
rejite - throw up; vomit
rektom - rectum
rel - cry, scream *(n)*
rel do - spine, backbone
relakse - relax
relasyon - relationship
rele - call (summon) , cry *(v)*
remed - drug *(n)*
remed pou mete sou po - topical remedy
remed-ve - worm medicine
ren - kidney
renmed - antidote, remedy
renmed kontenfeksyon - antibiotic
renmed pou doule - painkiller
rense - rinse
replen - refill
repo - rest *(n)*
repoze - rest *(v)*
reprann - improve
resif - difficulty
respirasyon - respiration
respire - breathe
ret, rete - remain
reta - delay *(n)*
rete - stop, stay *(v)*
retire - remove, get rid of
retni - restrain
retounen - return
reveye - wait for
revini - regain conciousness
revni - return; regain conciousness

revyen - come back
reyaksyon - reaction
reyonnman - radiation
rhythm - kadans
rido - drapes, curtain
rijid - rigid
rim - cold (illness)
rimatis - rheumatism
risk - risk
riske - risky, hazardous
Sa - this, that; saa - that
sa ki ka transfere - transmissible
sa ki twode - twisted
sal - dirty
salope - dirty *(v)*
salopri - trash
salte - dirt
salye - collarbone
san - blood; without; 100
san konnesans - unconscious
san-doule - painless
san-pen - painless
sanatoryom - sanatorium
sankwit - uncooked
sans-mouvman - motionless
sansi - leech *(n)*
sansib - sensitive, ticklish
sant - smell *(n)*
sante - health
santi - smell *(v)*, smelly
santi kap tombe - feel like falling
santiman - feeling
saranpyon - measles
savon - detergent, soap
se - sister
sech - dry *(adj)*

sede - give
sekey - coffin
sekou - help *(n)*
sel - only; salt
selman - only
sen - breast; saint
sen e sof - safe and sound
senmenn - week
senti - waist; woman's belt
senyen - draw blood; bleed
sere - save, keep; tight, tighten
sereng - syringe
serye - serious, seriously
seryezman - seriously
seve - rigid
sevel - brain
severite - severity
sevis - duty, service
sevo - brain
sevraj - weaning
sevre - wean, weaned
sevyet - towel, napkin
seye - try *(v)*
sezi - shock *(v)*
si - if ; saw *(n)*; sour
sibi - undergo; experience
sibit - suddenly
sik - sugar; diabetes
sikonsi - circumcise(d)
silvouple - please *(interj)*
sinistre - damaged, victimized; disaster victim
sison - pacifier
sispann - stop *(v)*
sistem - system
sitan - so (so much)
sito - as soon as

sivoke - choke, suffocate
siwo - syrup
sizo - scissors; a kind of flying insect
skelet - skeleton
so - fall, tumble; sister; seal; bucket
sof - except; safe *(adj)*
somey - sleep *(n)*
sond, sonn - stethoscope
sonde - auscultate
sonmey - sleep *(n)*
sou - drunk, inebriated; on (*prep*)
souci - worry *(v)*
soud - deaf
soude - deaf person
souf - breath
soufle - blow *(v)*
soufrans - suffering
soufri - suffer
souke - shake *(v)*
soulaje - relieve *(v)*
soulajman - relief
soulve - raise (lift)
soulye - shoe *(n)*
souple - please (*interj)*
souse - suck
souset - pacifier
sousi - eyebrow
soutyen - brassiere
souvan - frequently, often
souvren - effective (*medicine)*
sove - rescue *(v)*
sue - sweat
swa - evening; whether
swaf - thirst, thirsty
swe - sweat, perspiration
swef - thirst, thirsty

swen - take care of; treatment
swenyay - care, good care
swete - wish
Tab - table
tabak - tobacco
tabok - slap *(n)*
tach - spot *(n)*
tache - fasten
takte - freckle
tale - soon
talon - heel
tan - time
tande - listen (to)
tandres - tenderness
tann - wait for; tender
tanperati - temperature
tansyon - blood pressure; tension; stress
tansyon ba - hypotension
tansyon wo - hypertension
tanto - sometimes
tas - cup
tat - feel (touch)
tata - excrement, feces
tata zorey - earwax
tay - waist
tcheke - check (verify)
tchou - anus, ass (buttocks)
te - let (permit)
tebe - tuberculosis
tedoreye - pillowcase
teknik - technique
telefon - telephone *(n)*
telman - so (so much)
tem - term
temomet - thermometer
tenbal - drinking glass

terapi - therapy
tere - bury
tes - test
tet - head
tet fe mal - migraine, headache
tet vire - dizzy (*head spinning*)
tet zotey - big toe
tetanos - tetanus
tete - breast; nurse *(v)*
tete vire - dizziness
tetin - pacifier, bottle nipple
tetvire - vertigo
ti - little, small
ti dodo - nap
ti lang - clitoris
ti nouris - new mother
ti woz - menstruation
tib pou tes - test tube
tibebe - baby
tibet - bug, insect
tichez ba - stool (for sitting)
tifi - girl, virgin
tifoyid - typhoid
tik - tick
til - screen *(n)*
timoun - child
titale - soon
titit - baby
tiwa - drawer
tiye - kill
tochonnen - dirty *(v)*
tode - twlst, twisted
toksisite - toxicity
tonbe - fall, prolapse
tonbe malad anko - relapse
tondez - clippers

tonton - uncle
topik - topical
topsi - autopsy
totot - suck
tou deye - anus
tou le - every
tou nen - naris
tou-tan - permanent
touche - touch
toudi - daze, dazed *(v)*
toudisman - dizziness
toufe - suffocate
touni - naked, nude
tous - cough *(n)*
touse - cough *(v)*
tout - all
toutale - soon
toutfwa - always
toutotou - everywhere
toutouni - naked
touye - kill
tradikte - translator
traka - trouble *(n)*
tranble - shiver *(v)*
tranbleman - trembling
trankil - quiet, tranquil
trankilizan - tranquilizer
tranp, tranpe soak
transfere - transfer
transfizyon - transfusion
transpire - perspire, sweat
transplante - transplant
transpote - transport
travay - work
tre dousman - very carefully
trepase - die *(v)*, near death

tretab - treatable
trete - treat *(v)*
tretman - therapy, treatment
trimes - trimester
trip - intestines
tris - sad
trisep - triceps
triye - screen, screened *(v)*
tuil - screen *(n)*
twa mwa - trimester
twal - cloth; *twal gaz* - gauze
twalet - toilet
twonpri - mistake *(n)*
twonse - cut off
twoubouda - rectum
twouve - find
tyed - tepid, lukewarm

No words begin with "U" sound

Vag - vague
vajen - vagina
vajinal - vaginal
vaksen - vaccine
vaksinasyon - vaccination, immunization
vaksinen - vaccinate
vale - swallow *(v)*
valv - valve
van - fart
vanouwi - faint, pass out
vant - stomach *(n)*
vant fe mal - stomachache
vant pase - diarrhea
vante - ventilate
vantrikil - ventricle
vanyan - healthy
vaporise - vaporize
vaporizate - vaporizer

varis - varicose vein
varisel - chickenpox
varyab - variable
vaz - vase, chamber pot
vazlin - vaseline
ve - glass or drinking glass
vejetal - vegetable
vejetatif - vegetative
venen - venom
veneryen - venereal
venime - venomous
venn - vein
venn ki anfle - swollen vein
vennke - vein
veret - smallpox
veri - wart
vesi - urinary bladder
vete - worm
veteb - vertebra
vetebral - vertebral
veti - clothe, dress
vetij - dizziness, vertigo
veye - careful (be careful); watch over
veye ko - careful (be careful)
vid - empty *(adj)*
vide - collapse, empty, pour *(v)*
vide ate - fall, knock out
vijinite - virginity
viktim - victim
vini - come, arrive, ejaculate
vipe - viper
vire - turn, twist, twisted
virewon - turn around
viris - virus
vit - quickly
vital - vital

vitamin - vitamin
viv - live *(v)*
vivan - alive, living
vizite - visitor; visit *(v)*
vizyel - visual
vle - will (desire), want
vlope - wrap *(v)*
volim - volume *(quantity)*
volimine - bulky
voltije - hop *(v)*
volonte - volunteer
vomi - throw up, vomit *(n)*
vomisman - vomiting
vonmi - throw up, vomit *(v)*
voulwa - will (desire)
voye pye - kick *(v)*
vwa - voice; see
vwati - car
vyann - flesh *(n)*
vye - aged
vyej - virgin
vyol - rape
vyole - rape
vyolans - violence
Wate - feces, stool; latrine, toilet
we - see, look at
wet, wete - remove
wete-kilot - take off pants
wete-ode - deodorize
wete-soulye - take off shoes
wi - yes
wob - dress *(n)*
wobis - strong
woch - stone *(n)*
woket - hiccough *(n)*
wonfle - snore *(v)*

wooz - pink
wos - instep
wote - height, altitude
wote chale - temperature
wouj - red
wouje - redness
wouspete - complain
woutin - routine
woze - reddened
No words begin with "X" sound
Y' - their, them
ye - yesterday
yo - their, them
Zago - paw, hand
zanpoul - blister
zantray - entrails
zegre - heartburn
zegwi - needle
zekla - splinter, fragment
zekourel - stiff neck
zel nen - nose
zelvet - prostitute
zepeng - pin; clamp
zepeng kwok - saftey pin
zepol - shoulder
zesel - armpit, underarm
zewo - zero
zewoftalmi - xeropthalmia
zip - zipper
zipe - zip *(v)*
zo - bone
zo-janm - tibia
zo-tet - skull
zoboy - bunion
zod - order
zokot - rib

zong - fingernail, toenail
zongzotey - toenail
zorey - ear
zorye - pillow
zosman - skeleton
zotey - toe
zozepol - clavicle, collarbone
zozo - penis
zye - eye

DIAGNOSIS

abscess - abse
AIDS - SIDA (Sendwom Imino Defisite Atrapan)
alcoholism - bwesonye
allergy - aleji
anemia - anemi
appendicitis - apenndisit
asthma - las, opresyon
bedsore - maleng kabann
bite *(n)* - kout dan, mode
birthmark - anvi
bleed - senyen
blind *(adj)* - aveg
blister - zanpoul, zanpoud, glob, bousol
bronchitis - bwonchit, bwonch
bruise - metri
bruxism - manje dan
bunion - zoboy
burn - boule, bruile
cancer - kanse
canker - bokye
cataract - katarak
cavity (*dental)* - kari dante
cold (*illness*) - grip, rim
colic - kolik

conjunctivitis - malozye, conjunctivit
constipation - konstipasyon
cyst - kis
dandruff - kap
depressed - afese, kagou, ba, delage
diabetes - diabet, suffre suc
diaper rash - chofi kouchet
diphtheria - difteri
disease - maladi
dislocated - dejwente, dekloke
drunk - sou, gri
dysentery - disantri, kolerin, kolorin
eczema - egzema
epidemic - epidemi
epilepsy - malkadi
erysipelas - erisipel
exhaustion - bouke, kokraz
fainting spell - endispozisyon
fear - pe
fever - lafyev, lafyeb; *(with chills)* - lafyev frison
fracture - zo kase, fracti
gallbladder - fyel
gangrene - gangrenn, kangrenn
gingivitis - jansiv anfle
glaucoma - glokom
goiter - gwat, gwo kou
gonorrhea - grannohale, ekoulman
headache - mal tet, tet fe mal
healthy - an sante, gaya, vanyan
heart - ke
heart attack - kriz kadiak, kriz ke
heartburn - acid, zegre
hemorrhoid - emorroid, emowoyid
hepatitis - hepatit
hernia - eni; *(strangulated)* - eni etrangle
herpes zoster - zona

hydrocele - maklouklou, madougoun
hypertension - tansyon wo
hypotension - tansyon ba
hysteria - kriz de ne
illness - maladi
impetigo - enpetigo
indigestion - gonfleman, endijesyon
inebriated - sou, gri, an brennzeng
infection - enfeksyon
inflammation - anflamasyon
injury - malad
jaundice - lajonis, lajonnis
laceration - koupe
leprosy - lep, lalep
lice - karang, pou
malaria - malarya, palidis, lafyev frison
malaise-deranjman
measles - lawoujol, saranpyon
meningitis - menninjit, enkefsyon sevo
menstruation - reg, peryod, mwa, kwasans, ti woz
migraine - mal tet, tet fe mal
miscarriage - foskouch
mumps - mal mouton
nervousness - ne, eneve
night blindness - aveg lan nwit
overweight - two gwo
ovulation (*lack of*) - pedisyon
palsy - paralize
panic - panik
parasite - parazit
paronychia - pannari
pharynx - andedan-goj
pharyngitis - mal goj
phobia - lape
pimple - bouton
pneumonia - nemoni , enfeksyon-poumon

poison *(n)* - pwezon, pwazon
polio - polyo
pregancy - gwoses
pregnant - ansent, gwo vant
premature - prematire
premenstrual - anvanreg
prolapse - tonbe, femen
prostate - pwostat
psychiatric - psikyatrik
pulmonary - pilmone
rabid - anraje
rabies - raj, laraj
rash - lota; *(heat rash)* - chofi
reaction - reyaksyon
relapse - tonbe malad anko, rechit
rheumatism - rimatis
rheumatic fever - lafyev rimatis
rhythmn - kadans
rickets - rachitizm
ringworm - lateng
sane - dret, dwat
scabies - gal
scratch (abraison) - koche
senile - entatad, annanfans
shock *(n) (electric)* - kouran
sickness - maladi
sinusitis - sinizit
skin cancer - kanse po
smallpox - veret
sore *(n)* - blese, malad; *(infected)* - baka, java, maleng
sprain *(n)* - antos, antoch; sprain
sprained *(v)* - foule
stomach-ache - vant fe mal
stone *(n)* - galet, woch
sty - klou

suffocation - sifoke, etoufman
swelling - anflamasyon, louk
syphilis - sifilis
teething - fe dan
tetanus - tetanos, maladi ko red
throat - (sore) - mal goj
toothache- mal dan
torsion - sa ki twode, defomasyon
tuberculosis - tebe, tibekiloz
twist, twisted *(v)* - tode, vire
typhoid - tifoyid
ulcer - ilse (*skin)* - chank
underdeveloped (child) - rasi
underweight - leje, ki pa peze ase
undigested - padijere
varicose vein - varis
vein (*swollen vein)* - venn ki anfle
venereal - veneryen
vertigo - vetij, tetvire
virus - viris
wart - veri
whooping cough - koklich
worm - vete
wound *(n)* - blesi; (*fracture*) - fraktire, zo kase;
(*laceration*) - koupe
yaws - krab

INSTRUCTIONS

administer (give) - bay
advise - avlze
apply - mete, aplike
avoid - evite
bandage - panse
bathe - ben-yen

begin - komanse
blow - soufle
breathe - respire
brush - bwose
calm - calme
carry - pote
caution - pren-prekosyon, fe atansyon
check - tcheke
clean up - fe pwopte
confirm - konfime
consult - konsilte
contact - kontakte
copy - kopye
continue - kontinoue
count - konte
cover - kouvri
crush - pile
cut - koupe
decide - deside
distract - distre
dress yourself - mete rad, abiye
dry - cheche, seche, siye
drink - bwe
explain - eksplike
forget - bliye, blie
fill - ranpli, konble
give - bay
hold (restrain) - gade, kembe
inform - enfome
initiate - komanse, inisye
inject - bay-piki
loosen - desere
lower - bese, abese
maintain - menteni
mix - brase
move (motion) - fe mouvman; (transfer) - deplase

obtain - pran
open wide - ouvri byen
order (arrange) - odone, aranje
oversee - dirije
prepare - prepare
prescribe - preskri
pull - tire
purify - pirifye
push - pouse
put - depoze
put on - mete
put in - mete andan
raise - soulve
reason (with) - rezone (avec)
reassure - rasire
recline - poze
relax - lache, relakse, alez
remain - reste
remember - sonje, chonje
remove - wete, retire
replace - remet, mete anko
report - repote, rapote
rest - poze
resume - rekomanse
rub (massage) - bay-masaj
say - di
scrub - fwote, foubi
send - espedye, voye
show - moutre, montre
sit - chita, sieje, plase
lowly - dousman, lant
soak - tranpe, sose
speak - pale; (*speak softly*) pale dousman
speak louder - pale fo
squeeze - peze
stop - rete

sterilize (*make germ free*) - esterilize
swallow - vale, bafre
tablespoon - gwo kiye
take - prann
teaspoon - ti kiye
try *(make effort*) - eseye, fe-efo
turn around - virewon
understand ? - konprann ?
undress - de abiye
use - anplawye, itilize
vaccinate - bay vaksen
verify - verifye
wait - tann, espere; (*wait and see)* gade pou we
walk - mache
wake up - levenandomi, reveye
wash - lave
wipe - soye, netwaye
wrap - vlope, plotonnen

TIME / DAYS

Sunday - dimanch
Monday - lendi
Tuesday - madi
Wednesday - mekridi
Thursday - jedi
Friday - vandredi
Saturday - samedi

second - segond
minute - minit
hour - le
day - jou
week - senmenn
month - mwa
year - ane

yesterday - aye, ye
tomorrow - demen, denmen
day before yesterday - avanye
last *(week, year,....)* - ....pase

Important Diseases Found in Haiti

Common:
Malnutrition, Tuberculosis, Infectious Diarrheal Illnesses, Diabetes, Hypertension, Sickle Cell Disease, Amebiasis, Dengue Fever, Malaria, Sexually Transmitted Diseases, HIV

Less Common:
Ancylostomiasis / Necator Am. "Hookworm"
Anthrax
Ascariasis - "Round worms"
Brucellosis
Cryptosporidiosis
Cystercercosis
Echinococcus
Filariasis (Wuchereria bancrofti), Elephantiasis
Hepatitis A, B
Leprosy
Leptospirosis
Mansonelliasis (ozzardi)
Polio
Rabies
Relapsing Fever
Strongyloidiasis
Tetanus
Toxoplasmosis
Trachoma
Trichuriasis - "Whipworm"
Trypanosomiasis (Chagas Disease)
Tularemia
Typhoid
Viral Encephalitis
Yaws

RESOURCES & SUGGESTED READING

Jeanty, EA. **Speak Creole in No Time.** Port-Au-Prince: La Presse Evangelique. (book and audio tapes)

Rincher, D. **Franse ak Angle San Traka e San Dlo Nan Je**. U.S.A.: Rincher & Associates, 1986. (booklet and audio tapes)

Rincher, D. **Rincher's Dictionary.** New York: Rincher & Associates, 1991.

Milfort-Tchoponhoue, Y. **Haitian Kreyol: A Primer for English Speaking People**. New Jersey: Perth Amboy, 1990.

Valdman, A. **Haitian - English - French Dictionary.** Bloomington, IN: Indiana University, Creole Institute, 1981.

Valdman, A. **Ann Pale Kreyol.** Bloomington, IN: Indiana University, Creole Institute, 1988.

Wornor, D. **Where There is No Doctor**, Palo Alto: The Hesperian Foundation, 1977. (*Note: also available in Kreyol* - **Kote Ki Pa Gen Dokte**)